营养师教你科学享"瘦"

组织编写 湖南省临床营养质量控制中心
湖南省医学会临床营养学专业委员会
湖南临床营养协作联盟

主编 刘石平 袁婷 唐寒芬

 湖南科学技术出版社 · 长沙

图书在版编目（ＣＩＰ）数据

营养师教你科学享"瘦" / 刘石平，袁婷，唐寒芬
主编. — 长沙 ： 湖南科学技术出版社，2023.9
ISBN 978-7-5710-2171-9

Ⅰ．①营… Ⅱ．①刘… ②袁… ③唐… Ⅲ．①减肥—
基本知识 Ⅳ．①R161

中国国家版本馆 CIP 数据核字(2023)第 073253 号

YINGYANGSHI JIAO NI KEXUE XIANG "SHOU"

营养师教你科学享"瘦"

主　　编：刘石平　袁　婷　唐寒芬
出 版 人：潘晓山
责任编辑：王　李
出版发行：湖南科学技术出版社
社　　址：长沙市芙蓉中路一段 416 号泊富国际金融中心
网　　址：http://www.hnstp.com
湖南科学技术出版社天猫旗舰店网址：
　　　　　http://hnkjcbs.tmall.com
邮购联系：0731-84375808
印　　刷：长沙玛雅印务有限公司
　　　　　（印装质量问题请直接与本厂联系）
厂　　址：长沙市雨花区环保中路 188 号国际企业中心 1 栋 C 座 204
邮　　编：410000
版　　次：2023 年 9 月第 1 版
印　　次：2023 年 9 月第 1 次印刷
开　　本：710mm×1000mm　1/16
印　　张：10
字　　数：160 千字
书　　号：ISBN 978-7-5710-2171-9
定　　价：69.00 元

作者简介

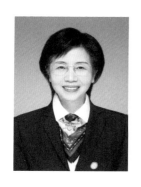

刘石平

　　博士，主任医生，注册营养师，硕士生导师，中南大学湘雅二医院营养科主任、中南大学湘雅二医院代谢内分泌科主任医师、湖南省临床营养质量控制中心主任、湖南省糖尿病内分泌疾病诊疗中心副主任、湖南省医学会临床营养学专业委员会主委、湖南省营养学会常务理事、湖南省营养学会临床营养学专业委员会副主委、湖南临床营养协作联盟主席、湖南省健康服务业协会营养健康分会理事长、中华医学会肠内肠外营养学分会肿瘤营养学组委员、中国营养保健食品协会体重管理专业委员会常委、湖南省医学会糖尿病分会副主任委员、湖南省加速康复外科试点工作指导与评价专家、湖南省食品安全标准与风险评估专家委员会成员、中国医药教育协会重症康复专业委员会副主任委员、湖南省中医药和中西医结合学会营养与健康专业委员会副主任委员、湖南省健康服务业协会代谢内分泌健康分会常务副理事长、湖南省预防医学会糖尿病防控专业委员会副主任委员。从事医疗、教学和科研30余年，主持及参与各类研究课题10余项，以第一作者或通信作者发表论文50余篇；参与编著专业参考书近10部。

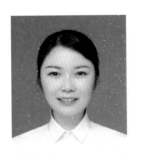

袁婷

　　博士，主治医师，注册营养师。湖南省健康服务业协会营养健康分会理事，湖南省中医药和中西医结合学会第四届营养与健康专业委员会常务委员，从事医疗及科普、科研工作 10 年，主持国家自然科学基金青年基金 1 项，湖南省自然科学基金面上项目 1 项，发表论文 10 余篇，参编专业参考书 1 部。

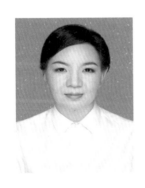

唐寒芬

　　博士，主治医师，注册营养师，湖南省健康服务业协会营养健康分会副理事长兼秘书、湖南省抗癌协会青年委员、湖南省健康管理学会体重管理专业委员会常务理事、湖南省中医药和中西医学会营养与健康专业委员会常务理事。从事临床营养诊疗和营养科普宣教工作 10 余年，擅长体重管理、肾病营养及慢性病营养支持与治疗。主持湖南省自然科学基金青年和面上项目共 2 项，参与国家级以及省部级课题 3 项，以第一作者发表 SCI 及核心论文近 10 篇，参与撰写《临床营养学》《做自己的糖尿病营养师》《舌尖上的健康》《营养管理护士临床工作手册》等著作，发表营养科普文章近 120 余篇。

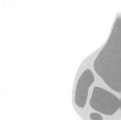

主　　编	刘石平（中南大学湘雅二医院）
	袁婷（中南大学湘雅二医院）
	唐寒芬（中南大学湘雅二医院）

副 主 编	杨燕贻（中南大学湘雅二医院）
	赵红梅（湖南省儿童医院）
	向敏（衡阳市第一人民医院）
	龙剑锋（中南大学湘雅二医院）
	何海婷（中南大学湘雅二医院）

编　　委	邓历敏（中南大学湘雅二医院）
	曾明民（邵阳学院附属第一医院）
	莫慧（常德市第一人民医院）
	孙艳（长沙市中心医院）
	胡燕妮（中南大学湘雅二医院）
	谢志娟（南华大学附属第一医院）
	陈丽（株洲市中心医院）
	唐伟荣（永州市中心医院）
	李琳（长沙市第一医院）
	侯茜（中南大学湘雅医院）
	刘红（中南大学湘雅三医院）
	许畅（湖南中医药大学第一附属医院）
	章臻翊（长沙市第三医院）
	于惠芝（岳阳市人民医院）
	徐大凤（郴州市第一人民医院）
	龙红梅（娄底市中心医院）
	黄凡素（中南大学湘雅二医院）

学术秘书	龚偲（中南大学湘雅二医院）

内容简介

本书采用问答的形式，根据临床医师和营养医（技）师收集的胖友非常关心且迫切希望了解的营养以及肥胖症的诊断、病因、危害等方面的健康知识和操作方法，深入浅出地为其答疑解惑，涉及的内容和人群非常广泛，涵盖儿童、青少年、孕产妇和老年胖友减重的方方面面。本书还提供了中国居民平衡膳食宝塔/餐盘（2022）、中国孕期妇女平衡膳食宝塔、常见食物的血糖指数、不同食物的嘌呤含量、食物交换份应用、不同类型食谱 6 个附录，便于读者查找。

本书文字简洁、通俗易懂，紧跟医学前沿，具有科学、实用、先进与系统性等特点，融知识性、实操性为一体，供广大人民群众，特别是胖友阅读参考。

前　言

　　肥胖症是指机体脂肪总含量过多和（或）局部含量增多及分布异常，是一种由遗传和环境等因素共同引起，并对健康造成一定影响的慢性代谢性疾病。1984年，肥胖症被国际疾病分类体系定义为一种疾病。在国际疾病分类（International Classification of Diseases，ICD）第10版中，肥胖症的疾病分类编码为E66.900；在疾病分类与代码国家临床版2.0中，肥胖症的疾病分类编码为E66.900。既然肥胖症是一种病，那就得防、得治。

　　肥胖症在中国已成为重大公共卫生问题。中国超重与肥胖的发病率和增长速度均居世界首位，现已成为世界上超重和肥胖人数最多的国家。《中国居民营养与慢性病状况报告（2020年）》显示超重率、肥胖问题不断凸显。城乡各年龄段居民超重率、肥胖率继续上升；超过50%的成年居民存在超重、肥胖；18岁及以上居民超重率为34.3%，肥胖率为16.4%，中国约一半成人存在超重和肥胖；6～17岁、6岁以下儿童/青少年超重肥胖率分别达到19.0%和10.4%。过去30年，在中国，无论是儿童/青少年，还是成人，超重/肥胖率增长了2.5倍及以上。目前，中国超重/肥胖儿童和成人数量均为全球第一。饮食、营养、活动/运动等生活方式以及社会经济生产模式转变是整体患病率逐年上升的主要原因。年龄、性别、民族、农村/城市、地理位置、婚姻状况、受教育水平、吸烟、饮酒、心脑血管家族史等因素均与现阶段超重/肥胖发病风险相关。中国未来肥胖流行状况很大程度上取决于对儿童/青少年超重/肥胖的防控效果。

　　肥胖是生命不能承受之重，是大多数慢性非传染性疾病的基础，可引起血脂异常、2型糖尿病、高血压、胃食管反流、睡眠呼吸暂停低通气综合征、肿瘤及代谢相关性肝病等肥胖并发症，超重/肥胖已经成为我国居民致残致死的主要危险因素。

肥胖症有不同病因，患病率高，并发症危害大，易猝死；减重方法多样，需科学规范应用，减重术后需终身随访，这不但要求多学科共同参与肥胖症的管理，更需要病友掌握肥胖相关的健康科普知识，积极配合医师提供的治疗方案进行治疗，建立健康的生活方式。

本书分为五篇，包括营养基础篇、肥胖诊断篇、肥胖病因篇、肥胖危害篇和肥胖治疗篇，涉及基础理论、实际操作、营养保健等知识，编写力求知识性、科学性、实用性与通俗性融为一体，让"胖友"更多地了解肥胖防治的基本理论和方法。本书是广大人民群众，特别是"胖友"值得信任的科普读物。

本书的编写人员都是从事临床营养和内分泌临床的临床医师和营养医（技）师，他们有着丰富的体重管理的临床经验。本书采取一问一答的编写体例，设计的问题全部从临床中收集，都是"胖友"非常关心且迫切需要了解的，涉及肥胖的诊断、病因、危害以及减重的饮食、运动、药物和手术治疗等多方面的知识内容。本书还提供了中国居民平衡膳食宝塔/餐盘（2022）、中国孕期妇女平衡膳食宝塔、常见食物的血糖指数、不同食物的嘌呤含量、食物交换份应用、不同类型食谱6个附录方便读者查找。

本书在编写过程中参考的文献较多，这里不一一列出。由于涉及内容广泛，编写时间仓促，加之水平所限，本书不当和疏漏之处在所难免，敬请读者、专家、学者不吝指出，以便再版时修订提高。

中南大学湘雅二医院

刘石平　袁婷　唐寒芬

目　录

营养基础篇

肥胖诊断篇

肥胖病因篇

肥胖危害篇

肥胖治疗篇

营养基础篇

健康长寿一直是人类的追求和愿望，人体需要从外界合理地摄取食物来达到健康。标准体重是健康的表现之一。为了便于大家了解后续肥胖症的病因和饮食管理，在此先带大家了解健康和营养学的一些基本知识。

1 什么是健康？

健康是指一个人在身体、心理和社会等方面都处于良好的状态。世界卫生组织提出：健康不仅是躯体没有疾病，还要具备心理健康、社会适应良好和有道德。

2 什么是营养？

营养是指人体从外界环境摄取食物，经过消化吸收和代谢，用以供给能量，构成和修补身体组织以及调节生理功能的整个过程。

3 什么是营养素？哪些是产能营养素？

营养素是指食物中可给人体提供能量、构成机体和修复组织以及具有生理调节功能的化学成分。

机体所需的能量是由产能营养素在体内代谢产生的。产能营养素由碳水化合物、脂肪和蛋白质构成。碳水化合物是人体必需的宏量营养素之一，是人类膳食能量的主要来源。膳食碳水化合物是人类获取能量最经济和最主要的来源，每克葡萄糖在体内氧化可以产生 16.74 千焦（4 千卡）的能量。在维持人体健康所需要的能量中，55%～65% 由碳水化合物提供。

脂肪占正常人体重的 10%～20%，是构成人体成分的重要物质。脂肪是人体重要的能量来源，合理膳食能量中的 20%～30% 由脂肪供给。每克脂肪在体内氧化可产生 37.67 千焦（9 千卡）的能量。

供给能量是蛋白质的次要功能，只有当机体能量供应严重不足，特别是碳水化合物严重不足时，蛋白质才被代谢分解释放能量，1克蛋白质在体内产生16.74千焦（4千卡）的能量。

碳水化合物、脂类和蛋白质广泛存在于各类食物中。动物性食物含有较多的脂肪和蛋白质，是膳食热量的重要构成部分。植物性食物中粮谷类和根茎类含有大量的碳水化合物，是较经济的能量来源，也是中国膳食热量的主要来源；大豆和坚果类如花生、核桃等含有丰富的脂肪和蛋白质，是膳食热量辅助来源之一；而蔬菜、水果含热量较少。

 什么是必需营养素？哪些是人体的必需营养素？

必需营养素是指一类为机体存活、正常生长和功能所必需，但不能由机体自身合成或合成不足，而必须从食物中获得的营养素。与其他营养素相比，它们都具有一个重要的生物学特性，即缺乏该营养素会造成特异性功能异常或营养缺乏病，甚至死亡。

人体的必需营养素包括蛋白质中9种氨基酸，脂类中的2种多不饱和脂肪酸，1种碳水化合物，7种常量元素，8种微量元素，14种维生素，加上水，共42种（见表1）。人体内42种营养素中的任何一种都不能缺乏，否则将会影响相关的生理功能或出现营养缺乏病。

表1　人体的必需营养素

氨基酸	脂肪酸	碳水化合物	常量元素	微量元素	维生素	水
异亮氨酸	亚油酸		钾	碘	维生素 A	
亮氨酸	α－亚麻酸		钠	硒	维生素 D	
赖氨酸			钙	铜	维生素 E	
蛋氨酸			镁	钼	维生素 K	
苯丙氨酸			硫	铬	维生素 B_1（硫胺素）	
苏氨酸			磷	钴	维生素 B_2（核黄素）	
色氨酸			氯	铁	烟酸（维生素 B_3）	
缬氨酸				锌	泛酸（维生素 B_5）	
组氨酸					维生素 B_6	
					生物素（维生素 B_7）	
					叶酸（维生素 B_9）	

续表

氨基酸	脂肪酸	碳水化合物	常量元素	微量元素	维生素	水
					维生素 B_{12}	
					胆碱	
					维生素 C	

5 什么是营养素密度?

营养素密度是指单位能量的食物中某种营养素的浓度。

营养素密度计算公式为:

营养素密度＝一定数量某食物中某营养素含量÷同量该食物中所含能量×1000

同样能量的情况下,营养素越高越好。食物是否有营养与营养素含量、营养素密度、抗营养素因素的含量、营养素的利用率和食物的营养贡献有关。对于"三高"(高血压、高血糖、高血脂)和要减重的人来说,关注营养素密度比关注营养素含量更为重要。

为何这么说呢?举两个例子说明:每 100 克炒葵花籽的维生素 B_2 含量为 0.26 毫克,每 100 克全脂牛奶的维生素 B_2 含量为 0.16 毫克,就维生素 B_2 的含量来说,葵花籽高于牛奶。但就维生素 B_2 的营养素密度而言,炒葵花籽为 0.43,全脂牛奶为 2.96,意味着如果想在不增加过多热量的前提下补充维生素 B_2,显然要优先全脂奶粉。

依然用牛奶举例。牛奶和小油菜,哪个更补钙?很多人想必会回答,肯定是牛奶更补钙啦!那让我们用营养素密度的计算公式算一下:

100 克全脂牛奶含钙量为 104 毫克/热量为 226.04 千焦(54 千卡),得出钙的营养素密度为 1.9;100 克小油菜含钙量为 157 毫克/热量为 62.79 千焦(15 千卡),得出钙的营养素密度为 10.5。

通常我们会综合全脂牛奶的其他营养学特点以及便捷性,依然饮用牛奶来补钙。但也说明,对于不适宜饮用牛奶的人,完全可以用其他钙营养素密度高的食物来替代,这也证明了我们可以根据饮食文化、经济条件来选择营养素密度高的食物满足平衡营养需求。

6 食物营养价值的含义是什么？

食物营养价值是指食物中所含各种营养素和能量满足人体营养需要的程度。食物营养价值的高低取决于该食物所含营养素的种类是否齐全，数量是否满足人体的需要，各种营养素之间的比例是否适宜以及是否容易消化吸收并被机体利用等。食物营养价值在很大程度上还受储存、加工和烹调的影响。

7 什么是血糖指数？

血糖指数（glycemic index，GI）是指含 50 克碳水化合物的食物与相当量的葡萄糖（50 克）在一定时间内（一般为 2 小时）体内血糖反应水平的百分比。

GI 值反映食物与葡萄糖相比升高血糖的速度和能力。通常把葡萄糖的血糖指数定为 100。GI＞70 的食物为高 GI 食物，GI＜55 的食物为低 GI 食物，而 GI 值在 55～70 之间为中 GI 食物。

8 什么是血糖负荷？

血糖负荷（glycemic index，GL）是指特定食物所含碳水化合物的质量（该食物的实际可利用碳水化合物）与其血糖指数（GI）值的乘积（一般以克为计量单位）/100。GL 的提出体现了碳水化合物数量对血糖的影响。一份包含 26 克碳水化合物的玉米片 GI 是 81，那么它的血糖负荷就是 26×81/100＝21。一般认为，GL＞20 为高 GL 食物，表示对血糖影响很大；10≤GL≤20 为中 GL 食物，表示对血糖影响不大；GL＜10 为低 GL 食物，表示对血糖的影响很小。

9 食品营养标签指的是什么？

食品营养标签是指在食品的外包装上标注食品营养信息以及适当特性的说明。一般来说，食品营养标签包括营养成分表（营养信息）、营养声称和营养成分功能声称三大部分。只标明营养成分的为一般性食品标签，而食品营养标签必须标明营养成分的含量及其占日摄入总能量的百分比，也就是营养信息（见图 1）。

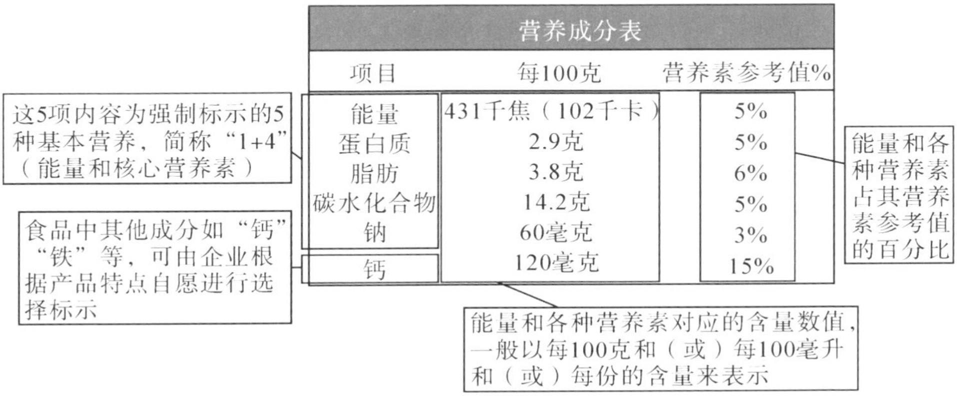

营养成分表

项目	每100克	营养素参考值%
能量	431千焦（102千卡）	5%
蛋白质	2.9克	5%
脂肪	3.8克	6%
碳水化合物	14.2克	5%
钠	60毫克	3%
钙	120毫克	15%

这5项内容为强制标示的5种基本营养，简称"1+4"（能量和核心营养素）

食品中其他成分如"钙""铁"等，可由企业根据产品特点自愿进行选择标示

能量和各种营养素占其营养素参考值的百分比

能量和各种营养素对应的含量数值，一般以每100克和（或）每100毫升和（或）每份的含量来表示

图 1　营养成分表示例

10 什么是食品的能量密度？

食品的能量密度指的是每克（毫升）食物所含的能量。食物中的碳水化合物、脂肪和蛋白质是人体能量的主要来源。这三大产能营养素在人体代谢中具有特殊的生理功能，长期摄取单一会造成营养素不平衡，影响健康，因此三者在人体内有一个适当的比例。食品的能量密度与食品的水分和脂肪的含量密切相关。水分含量高则能量密度低，脂肪含量高则能量密度高。

11 什么是"三减三健"？

全民健康生活方式膳食行动倡导"三减三健"，即减盐、减油、减糖，健康口腔、健康体重、健康骨骼，每一项都跟慢性病防控息息相关。

《中国居民膳食指南（2022）》推荐成年人每天摄入盐不超过 5 克，烹调油 25～30 克，避免过多动物性油脂和饱和脂肪酸的摄入。过多摄入添加糖可增加龋齿和超重的发生风险，建议不喝或少喝含糖饮料，推荐每天摄入糖不超过 50 克，最好控制在 25 克以下。

健康饮食、适量运动是保持健康体重的关键。健康口腔是指良好口腔卫生、健全口腔功能以及没有口腔疾病。钙是决定骨骼健康的关键元素，当体内钙质"支出"大于"收入"，将引发骨质疏松症等骨骼健康问题。鼓励多吃富含钙和维生素 D 的食物，如牛奶、酸奶、豆类及豆制品、虾皮、海鱼、鸡蛋等。

营养基础篇

12 一般居民膳食的推荐要点是什么？

根据《中国居民膳食指南（2022）》，一般居民膳食要遵循以下准则：食物多样，合理搭配；吃动平衡，健康体重；多吃蔬果、奶类、全谷、大豆；适量吃鱼、禽、蛋、瘦肉；少盐少油，控糖限酒；规律进餐，足量饮水；会烹会选，会看标签；公筷分餐，杜绝浪费。

13 备孕和孕期妇女膳食的推荐要点是什么？

根据《中国居民膳食指南（2022）》，备孕和孕期妇女膳食（见附表 B）要遵循以下准则：调整孕前体重至正常范围，保证孕期体重适宜增长；常吃含铁丰富的食物，选用碘盐，合理补充叶酸和维生素 D；孕吐严重者，可少量多餐，保证摄入含必需量碳水化合物的食物；孕中晚期适量增加奶、鱼、禽、蛋、瘦肉的摄入；经常户外活动，禁烟酒，保持健康生活方式；愉快孕育新生命，积极准备母乳喂养。

14 哺乳期妇女膳食的推荐要点是什么？

根据《中国居民膳食指南（2022）》，哺乳期妇女膳食要遵循以下准则：产褥期食物多样不过量，坚持整个哺乳期营养均衡；适量增加富含优质蛋白质及维生素 A 的动物性食物和海产品，选用碘盐，合理补充维生素 D；家庭支持，愉悦心情，充足睡眠，坚持母乳喂养；增加身体活动，促进产后恢复健康体重；多喝汤和水，限制浓茶和咖啡，忌烟酒。

15 0～6 月龄婴幼儿喂养的推荐要点是什么？

根据《中国居民膳食指南（2022）》，0～6 月龄婴幼儿喂养要遵循以下准则：母乳是婴儿最理想的食物，坚持 6 月龄内纯母乳喂养；生后 1 小时内开奶，重视尽早吸吮；回应式喂养，建立良好的生活规律；适当补充维生素 D，母乳喂养无须补钙；一旦有任何动摇母乳喂养的想法和举动，都必须咨询医师或其他专业人员，并由他们帮助做出决定；定期监测婴儿体格指标，保持健康生长。

16 7～24月龄婴幼儿喂养的推荐要点是什么？

根据《中国居民膳食指南（2022）》，7～24月龄婴幼儿喂养要遵循以下准则：继续母乳喂养，满6月龄起必须添加辅食，从富含铁的泥糊状食物开始；及时引入多样化食物，重视动物性食物的添加；尽量少糖少盐，油脂适当，保持食物原味；提倡回应式喂养，鼓励但不强迫进食；注意饮食卫生和进食安全；定期监测体格指标，追求健康生长。

17 学龄前儿童膳食的推荐要点是什么？

根据《中国居民膳食指南（2022）》，学龄前儿童膳食要遵循以下准则：食物多样，规律就餐，自主进食，培养健康饮食行为；每天饮奶，足量饮水，合理选择零食；合理烹调，少调料少油炸；参与食物选择与制作，增进对食物的认知和喜爱；经常户外活动，定期体格测量，保障健康成长。

18 学龄儿童膳食的推荐要点是什么？

根据《中国居民膳食指南（2022）》，学龄儿童膳食要遵循以下准则：主动参与食物选择和制作，提高营养素养；吃好早餐，合理选择零食，培养健康饮食行为；天天喝奶，足量饮水，不喝含糖饮料，禁止饮酒；多户外活动，少视频时间，每天60分钟以上的中高强度身体活动；定期监测体格发育，保持体重适宜增长。

19 一般老年人（65～79岁）膳食的推荐要点是什么？

根据《中国居民膳食指南（2022）》，一般老年人膳食要遵循以下准则：食物品种丰富，动物性食物充足，常吃大豆制品；鼓励共同进餐，保持良好食欲，享受食物美味；积极户外活动，延缓肌肉衰减，保持适宜体重；定期健康体检，测评营养状况，预防营养缺乏。

20 高龄老年人（80岁及以上）膳食的推荐要点是什么？

根据《中国居民膳食指南（2022）》，高龄老年人膳食要遵循以下准则：食物多样，鼓励多种方式进食；选择质地细软，能量和营养素密度高的食物；多吃鱼、禽、肉、蛋、奶和豆，适量蔬菜配水果；关注体重丢失，定期营养筛查评估，预防营养不良；适时合理补充营养，提高生活质量；坚持健身与益智活动，促进身心健康。

21 素食人群膳食的推荐要点是什么？

根据《中国居民膳食指南（2022）》，素食人群膳食要遵循以下准则：食物多样，谷类为主；适量增加全谷物；增加大豆及其制品的摄入，选用发酵豆制品；常吃坚果、海藻和菌菇；蔬菜、水果应充足；合理选择烹调油；定期监测营养状况。

22 什么是膳食模式？

膳食模式也称为膳食结构，是指膳食中各食物的品种、数量及其比例和消费的频率。膳食模式的形成是一个长期的过程，受一个国家或地区的人口、农业生产、食物流通、食品加工、消费水平、饮食习惯、文化传统和科学知识等多种因素的影响。

23 什么是平衡膳食模式？

平衡膳食模式是根据居民膳食营养素参考摄入量、居民营养与健康状况所推荐的食物种类和比例，能最大限度地满足不同年龄阶段健康人群的生理和营养健康需要而设计的膳食。

24 什么是合理膳食？

合理膳食是指在平衡膳食的基础上，考虑到健康状况、地域资源、生活习惯和信仰等情况而调整的膳食。能较好地满足不同生理状况、不同信仰以及不同健康状况等人群在某一个阶段的营养与健康需要。

25 什么是健康膳食？

健康膳食是针对健康结局（慢性疾病的发生低、预期寿命较高等）而言的说法或认识，包括少油盐、少深加工食品、多蔬果全谷物等特征。地中海饮食以及终止高血压膳食疗法（dietary approcches to stop hypertension，DASH）

通常被认为是健康膳食。

26 什么是东方健康膳食模式？

东方健康膳食模式是以我国浙江、上海、江苏、福建等地区为主要代表，膳食特点以食物多样、清淡少油为主，尤其以丰富的蔬菜水果、多鱼虾海产品、多奶类和豆类为主要特征（见图2）。该地区的慢性病发病率和死亡率较低，预期寿命较高。

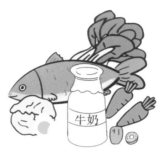

图 2　东方健康膳食模式

27 什么是素食？

素食是一种不包含动物性食物的膳食模式。根据不同膳食组成，又可分为全素食（纯素食）、蛋奶素食、蛋素食、奶素食、鱼素食、果素食、生素食和半素食等类型（见图3）。

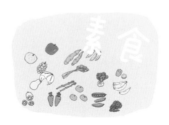

图 3　素食种类

28 什么是纯能量膳食？

纯能量膳食是指能量来源单一，除能量外几乎不含有其他营养素的食物。如精制糖、淀粉、动植物油脂、酒或含有酒精及添加糖的饮料。

29 什么是添加糖?

添加糖是指在加工和制备食品时,添加到食物或饮料中的糖或糖浆,包括蔗糖(白糖、砂糖、红糖)、葡萄糖、果糖(结晶或非结晶)和各种糖浆等(见图4)。

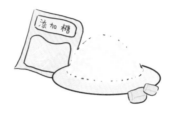

图4 添加糖

30 什么是全谷物?

全谷物是指未经精细加工或虽经碾磨、粉碎、压片等处理,但仍保留了相对完整谷粒所具备的胚乳、胚芽、麸皮组成及天然营养成分的谷物(见图5)。

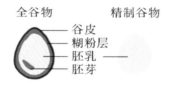

图5 全谷物和精制谷物

31 什么是全谷物食品?

全谷物食品是指在食品中全谷物重量不低于51%的食品,其全谷物原料为100%全谷物(见图6)。

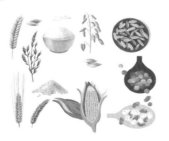

图6 全谷物食品

32 如何解读 2022 年中国居民平衡膳食宝塔？

中国居民平衡膳食宝塔是根据《中国居民膳食指南（2022）》的准则和核心推荐，把平衡膳食原则转化为各类食物的数量和所占比例的图形化表示，体现了在营养上比较理想的基本食物构成。宝塔共分 5 层，各层面积大小不同，体现了 5 大类食物和食物量的多少（见附录 A）。5 大类食物包括谷薯类、蔬菜水果类、畜禽鱼蛋奶类、大豆和坚果类以及烹调用油盐。食物量是根据不同能量需要量水平设计，宝塔旁边的文字注释标明了在 6697.36～10046.04 千焦（1600～2400 千卡）能量需要量水平时，一段时间内成年人每人每天各类食物摄入量的建议值范围。

肥胖诊断篇

1 什么是肥胖?

　　肥胖是脂肪在体内过度堆积达到危险的程度,造成人体器官和系统功能损伤,最终导致其他慢性疾病发生的一种疾病。肥胖是指脂肪含量过多或者分布异常,而不是肌肉或其他原因比如水肿等导致体重增加。当然,脂肪可以在局部堆积(如在腹部或臀部),也可以在全身堆积,分别形成内脏脂肪型肥胖、皮下脂肪型肥胖或全身型肥胖(见图7)。

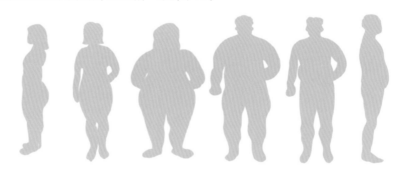

图 7　不同类型的肥胖

　　肥胖是一种疾病,表现为体重超标或体内的脂肪重量占体重百分比超标,并且在某些局部或全身过多堆积。肥胖可造成人体器官和系统功能损伤,引发其他多种慢性疾病的发生。那如何判断自己是否是肥胖呢?

　　目前全世界通用的用来衡量一个人胖瘦最简单的指标就是体重指数(body mass index,BMI)。计算方法是用体重(千克,kg)除以身高(米,m)的平方。例如,一位男性身高 1.7 米,体重 65 千克,那么他的体重指数就是:$65 \div 1.7^2 = 22.5$(千克/米^2)。按照我国成人(18~64 岁)的标准,BMI 为 18.5~23.9 千克/米^{2}是正常体型,24.0~27.9 千克/米^{2}为超重,达到或超过 28.0 千克/米^{2}就属于肥胖。

　　除了体重指数,判断一个人是否肥胖更准确的方法是测量体内脂肪占体重的百分比，即体脂率。体脂率是诊断肥胖的金标准，一般成年男性体脂率≥25％、女性体脂率≥30％可诊断为肥胖。

当然，脂肪堆积的部位不同，将导致不同类型的肥胖。测量腰围是用来判断腹型肥胖最简单的方法。当中国成年男性腰围≥90厘米，中国成年女性腰围≥85厘米，就可诊断为腹型肥胖，又称为中心性肥胖。这些人的脂肪主要堆积在腰/腹部，可浸入内脏、大血管，又称之为"苹果形肥胖"或"内脏型肥胖"。

在临床上，医师也有更好、更准确的方法来评价内脏的脂肪，如人体成分分析（使用方法见图8）、双能X射线骨密度仪、定量CT或定量磁共振（MRI），可获取到内脏脂肪面积的数值或等级指标。西方人内脏脂肪面积达到或超过100厘米^2，中国人达到或超过80厘米^{2}可诊断为内脏型肥胖。

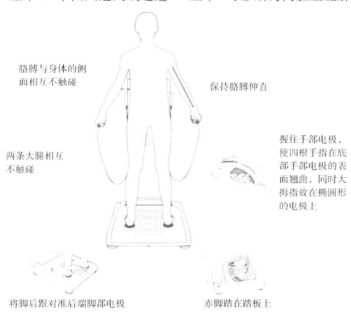

胳膊与身体的侧面相互不触碰

保持胳膊伸直

握住手部电极，使四根手指在底部手部电极的表面翘曲，同时大拇指放在椭圆形的电极上

两条大腿相互不触碰

将脚后跟对准后端脚部电极

赤脚踏在踏板上

图8　人体成分分析仪正确测试姿势

2 如何正确测量体重？

（1）测量条件要求：早晨、空腹、穿贴身内衣裤、排完大小便后，在室温25℃左右测量。

（2）测量体重工具：在家可备一台电子体重秤，使用前进行校准。测量时将体重秤放平稳并归零。

（3）具体测量方法：被测者平稳站立于体重秤踏板中央，两腿均匀负重，免冠、赤足、穿贴身内衣裤。

（4）读数与记录要求：准确记录体重秤读数，精确到小数点后第一位。

3 如何正确测量身高？

（1）测量条件要求：测量前摘帽、光脚和披散头发，环境温度约 25℃。

（2）测量身高工具：立柱式身高计，分度值 0.1 厘米，有抵墙装置。滑测板应与立柱垂直，滑动自如。

（3）具体测量方法：被测者立正姿势站在踏板上，挺胸收腹，两臂自然下垂，脚跟靠拢，脚尖分开约 60°，双膝并拢挺直，两眼平视正前方。脚跟、臀部和两肩胛角间 3 个点同时接触立柱，头部保持正立位置。测量者手扶滑测板轻轻向下滑动，直到底面与头顶相接触，此时观察被测者姿势是否正确，确认姿势正确后读数（见图 9）。

（4）读数与记录要求：被测者的眼睛与滑测板底面在同一个水平面上，读取滑测板底面立柱上所示数字，以厘米（cm）为单位，精确到小数点后第一位。

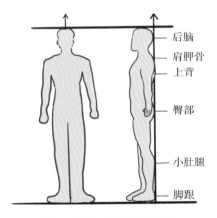

图 9　测量身高的正确方法

4 如何正确测量腰围和臀围？

（1）腰围测量：被测者站立位，两眼平视前方，自然均匀呼吸，腹部放松，两臂自然下垂，双足并拢（两腿均匀负重），普通人将软尺经肚脐上方 0.5～1 厘米处水平绕一周，胖友选腰部最粗的地方水平绕一周。测腰围时将软尺轻轻贴住皮肤围绕身体一周，平静呼气末读数。以厘米为单位，精确到小数点后第一位。重复测量 1 次，两次测量的差值不得超过 1 厘米，取两次测量的平均值（见图 10）。

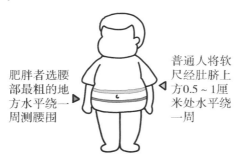

肥胖者选腰部最粗的地方水平绕一周测腰围

普通人将软尺经肚脐上方0.5～1厘米处水平绕一周

图 10　测量腰围的正确方法

（2）臀围测量：采用软尺，选取臀部最高点平面为测量部位。被测者站直，两眼平视前方，自然均匀呼吸，腹部放松，两臂自然下垂，双足并拢（两腿均匀负重），穿贴身内衣裤。将软尺轻轻贴住皮肤，经过臀部最高点，围绕身体一周。连续测量 2 次，两次测量的差值不得超过 1 厘米，取两次测量的平均值。以厘米为单位，精确到小数点后第一位（见图 11）。

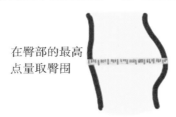

在臀部的最高点量取臀围

图 11　测量臀围的正确方法

5　计算腰臀比和腰高比有何意义？

腰臀比（waist-to-hipratio，WHR）就是腰围和臀围的比值，是判断中心性肥胖（内脏型肥胖、腹型肥胖）重要且最简单的指标。腰臀比＝腰围（厘米，cm）/臀围（厘米，cm）。中国成年男性≥0.90、中国成年女性≥0.85 即可诊断为中心性肥胖（内脏型肥胖、腹型肥胖）。

腰高比就是腰围（厘米，cm）和身高（厘米，cm）的比值，一般在 0.5 以下属于正常。腰高比不受性别影响，能有效预测肥胖和代谢综合征的发生，是能良好判断腹部肥胖的简单指标，能减少矮身材（男性＜165 厘米，女性＜

155 厘米）对代谢综合征的误诊率。如腰高比过高，就表明肝、心、肾等内脏脂肪多，提示糖尿病、高血压、冠心病、心肌梗死和脑卒中等慢性疾病的患病风险高。另外，腰高比也常被认为是评估心脏代谢风险的最佳指标之一。

6 什么是体成分？体成分的检测方法有哪些？

人体的重量由骨骼、肌肉、脂肪、组织液、血液和淋巴液等构成，以上每一类成分的重量和比例就是"体成分"。人体成分均衡是维持身体健康最基本的条件。测量体成分可以了解体内脂肪和肌肉的含量、比例以及分布，是诊断腹型肥胖或肌少症的重要手段，同时也是评估减脂增肌疗效的重要指标。

目前测量体成分的方法有很多，原理、优点和缺点各不相同（见表 2）。可根据条件进行选择。

表 2 体成分测量方法的比较

方法	原理	优点	缺点
生物电流阻力分析法（体脂秤、InBody）	肌肉内含有较多血液等成分，可以导电，而脂肪不导电，将微弱的交流电流导入人体，测量人体阻抗，获得人体成分数据	体脂秤：易操作、省时、价廉 体成分测量仪：易操作、价格相对低廉	身体水分影响测量结果
双能 X 射线吸收法	骨矿物质、脂肪和肌肉对两种不同能量的 X 射线有不同的吸收规律	准确	有辐射、价格高昂、不易普及、耗时
定量 CT 或磁共振（MRI）	用软件将 CT 或 MRI 图像中的脂肪挑出来，即用 CT 或 MRI 图像来测量脂肪	最准确、直观，是诊断腹型肥胖的金标准 MRI：无放射性	CT：有辐射、价格昂贵

7 什么是基础代谢率？

基础代谢是指人体处于清晨且极其安静状态下，不受精神紧张、肌肉活动、食物和环境等因素影响，维持人体所有器官正常运转所需要的最低能量。基础代谢的水平用基础代谢率表示，即人体处于基础代谢状态下，单位时间内（多指每小时）体表面积最低能量消耗减去标准能量消耗的差值与标准能量消耗的百分比，或单位时间内机体的最低能量消耗。

通常，基础代谢率在个体间差异较大，这主要与遗传基因、年龄、性别、体型、机体构成或内分泌代谢特点等因素有关。同等体重的情况下，肌肉发达的人基础代谢率较高。在年龄和体表面积相同的情形下，男性基础代谢率稍高于女性。当人体处于甲状腺素、肾上腺素或去甲肾上腺素等分泌异常增加或处于应激状态（发热、创伤或紧张状态）时，能量代谢增强，直接或间接影响人体的基础代谢消耗。另外，在寒冷、大量进食以及体力过度消耗时都会提高基础代谢率，但禁食、饥饿状态或减少进食量时，基础代谢率相应降低。

基础代谢的能量消耗占人体总能量消耗的 60%～70%。对于胖友而言，进食足量含优质蛋白的食物，并增加抗阻运动（如举重、平板支撑等力量训练），有利于保留甚至增加肌肉重量，从而提高基础代谢率，更有利于减重。

8 理想体重如何确定？

理想体重并不是自己设定的"目标体重"，而是正常体重的一个参考范围。国内外计算理想体重的方法有很多，下面介绍两种常用的计算方法。

（1）成人最常用且比较简单的计算理想体重的方法：对于身高≥150 厘米者，理想体重（千克，kg）＝身高（厘米，cm）－105；对于身高＜150 厘米者，理想体重（千克，kg）＝身高（厘米，cm）－100。

（2）用体重指数（BMI）：$BMI＝体重（千克，kg）/［身高（米，m）］^2$。对于中国成年人，BMI 在 18.5～23.9 千克/米^{2}之间属于正常体重。因此，成人体重在 $18.5×［身高（米，m）］^2～23.9×［身高（米，m）］^2$ 之间即正常。

9 重就一定胖吗？

当然不是啦！

因为体重由脂肪和去脂体重构成，而肥胖指的是身体内脂肪过多，可以是全身性的，也可以是局部的。因此，判断是否肥胖还应结合体脂率高低和（或）内脏脂肪面积大小。现实中，我们常看到身高和体重相同的两个人，其体脂含量、体脂率和内脏脂肪面积却大相径庭。一般经常训练的运动员或健身达人即便是体重或体重指数超出正常范围，但其体脂率、体脂、内脏脂肪面积仍在正常范围，这种情况并不属于超重或肥胖。他们超出的重量是肌肉的重量，不会增加糖尿病、高血压或血脂异常等的患病风险。所以说"重不一定胖"（见图 12）。

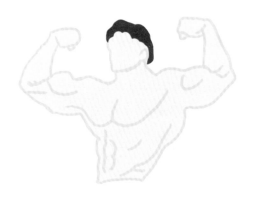

图 12　重不一定胖

一般来说，主要从体重指数、体脂与体脂率、体脂分布 3 个步骤来评价是否肥胖。第一步，体重指数超过正常范围，初步判断是超重或肥胖。第二步，看体脂含量和体脂率是否正常。体脂率是判断肥胖的直接标准，也是金标准。需要提醒的是，体脂率并非越低越好。一般，男性体脂率以 10%～15% 为佳，而女性体脂率以 18%～25% 为宜。第三步，看体型，即体脂的分布。有些人体脂总量并不超标，但腰围、腰臀比或内脏脂肪面积却超过正常范围，达到中心性肥胖（腹型肥胖、内脏型肥胖）的诊断标准。这部分人群也是糖尿病、高血压、血脂异常的高危人群，需要引起足够的重视，并到正规医疗机构进行科学减脂。

10 体重正常就一定不胖吗？

答案是否定的。即使体重正常，也有可能是"胖子"。

肥胖指的是脂肪过多，单纯采用体重或体重指数来诊断肥胖可能存在误判。体重相同的人，其体成分可能不同，也就是体脂和肌肉量可能不同。诊断肥胖最为客观的指标应该是体脂率和内脏脂肪面积。如图 13 是一位 47 岁女性朋友的人体成分分析的检测结果，可以看到该位朋友的体重及体重指数均在正常范围，但其体脂率及内脏脂肪面积都超出正常范围。因此，该位朋友其实是一位"隐形的胖友"。

现实生活中，长期缺乏锻炼的人肌肉量往往不够，甚至骨量也不足，但体内脂肪的含量不少，甚至体脂率和内脏脂肪面积都能达到肥胖的标准，不少人呈现出"肌少症性肥胖"。肌少症性肥胖在老年人中较为常见。

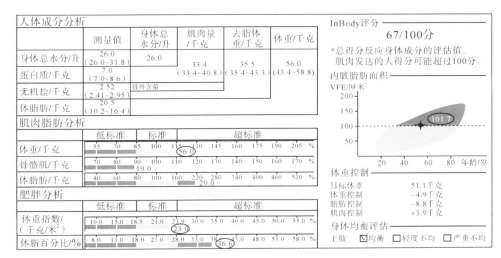

图 13　人体成分分析表

11　是否存在"良性肥胖"?

　　1982 年，美国 Ethan A. H. Sims 教授发现部分肥胖与心血管疾病和死亡率并不相关，由此提出"代谢健康性肥胖"概念，指那些尽管体脂增加，但代谢特征相对正常的肥胖症，占肥胖群体的 20%～30%。有人把"代谢健康性肥胖"称为"良性肥胖"。与之相反的是，代谢不健康的肥胖被称之为"恶性肥胖"。

　　"代谢健康性肥胖"人群的普遍特点是：胰岛素敏感性较高；体脂过多，但腹部脂肪量正常，内脏和异位脂肪很少，尤其肝脏脂肪变性很少；无高血压；血脂谱正常（血甘油三酯水平低，高密度脂蛋白水平较高）；炎症、激素、肝酶和免疫等显示出有利代谢的特征；儿童期出现肥胖。

　　事实上，"代谢健康性肥胖"人群并不真正健康，没有绝对的"良性肥胖"，这是因为研究发现，这些"代谢健康性肥胖"人群患心血管疾病和糖尿病的风险明显增加，其糖尿病累积发生率是正常体重的近 4 倍，并不是真正意义的"无害"状态。

12　体脂秤诊断肥胖靠谱吗?

　　可靠的仪器设备测出来的检测值准确方靠谱。

　　一般说的体脂秤是指家用的体脂秤，外形各异（见图 14），注重身材的人往往购置了它。但家用体脂秤到底准不准呢？我们先了解一下体脂秤测量的原理。

体脂秤是通过生物电阻的原理来测定体脂水平，当特定频率的电信号通过脚掌进入人体时，由于肌肉、水分、血液、骨骼中含有水分，可以导电，而脂肪是不导电的，具有电阻。通过公式计算出电阻，最后通过人体导电率和体重指数可以得出体脂率。人体在不同时间、不同状态下，体内水分含量有差异，应注意误差。

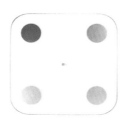 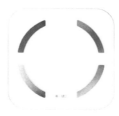 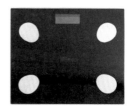

图 14　家用体脂秤

有人对市售的多款体脂秤进行分析比对，发现：①家用体脂秤价格从几十元到四百多元不等，但所有体脂秤都存在一定偏差。从数据上看，体型偏胖的人使用体脂秤测的会更准些；体型偏瘦的人，体重指数会更准些。②大型人体成分分析仪测量体脂的准确性要高于家用体脂秤。③身体的水分状态对体脂秤有较大影响。④使用体脂秤测量体脂率时，建议像测体重一样，早上排便、空腹、穿贴身衣物上秤，同时保持脚部干燥。⑤临床上一般不用体脂秤作为判断偏瘦体型的人是否健康的标准。

其实，体脂测量比较准确的方法还是前面介绍的人体成分分析仪（见图15）、双能 X 射线骨密度仪、定量 CT 或定量 MRI。这些医疗设备的准入严格，需要有《医疗器械生产企业许可证》《医疗器械注册证》《医疗器械经营企业许可证》及产品合格证明等资质，其中，双能 X 射线骨密度仪、定量 CT 或定量磁共振测量体脂的原理也与家用体脂秤不同。

为了确保测量值准确，在肥胖诊断之初，应到正规医疗机构采用准确度高的体脂测量仪检测。在减脂过程中，可利用家用体脂秤督促减脂计划的执行，但要注意检测注意事项，使测量值尽可能接近个体的真实值。

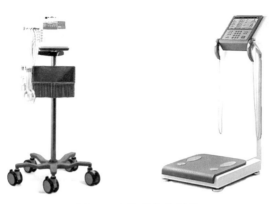

图 15　人体成分分析仪

13　您听说过肥胖有颜色之别吗？

国内有专家及团队总结出了一套非常有趣的肥胖个体化诊断的"色彩学说"，他们把胖友简单地分成"白胖子"、"黄胖子"、"红胖子"和"黑胖子"4种，为病因诊断提供了很大的帮助。"白胖子"就是临床上我们常说的代谢正常性肥胖，这种类型的肥胖看起来皮肤白嫩，胖得均匀，以皮下脂肪增多为主。"黄胖子"属于代谢率低的肥胖，常表现为激素水平低，有严重的脂肪肝和腹内脂肪，比如甲状腺功能减退、性腺功能减退，这种类型的人给人的感觉是懒洋洋、有气无力，甚至嗜睡。"红胖子"属于高代谢性肥胖，以腹型肥胖为主，常有高血压，神经兴奋高，脾气急躁，一激动就容易出现面部，甚至全身皮肤潮红并伴有出汗，有时腹部可出现紫纹。"黑胖子"就是我们经常说的严重胰岛素抵抗，以颈部、腋下等部位皮肤色素沉着、皮肤粗糙（黑棘皮）为主，可同时伴有多种代谢紊乱，有严重的脂肪肝和高胰岛素血症。

14　您属于哪种类型的肥胖？

按照肥胖的原因和脂肪分布部位，肥胖可分为不同类型。

根据肥胖原因，肥胖可分为原发性肥胖和继发性肥胖两大类：①原发性肥胖又称单纯性肥胖症，是指没有明确的其他疾病，单纯由生活行为因素造成的全身性或局部的脂肪过度集聚，多由于摄食过多、运动或体力活动不足导致能量过剩所致。②继发性肥胖，是指下丘脑/垂体肿瘤及创伤、库欣综合征、甲状腺功能减退症、性腺功能减退症、多囊卵巢综合征、遗传综合征（如唐氏综合征）、肌张力低下、智能障碍、性腺发育滞后、肥胖综合征等其他明确诊断疾病、药物或治疗手段等因素所导致的肥胖。

根据脂肪堆积部位，肥胖可分为内脏型肥胖、皮下脂肪型肥胖、全身性肥胖三大类。

内脏型肥胖又称中心性肥胖或腹型肥胖，脂肪堆积在腹腔/腰部以上，这些部位的脂肪又被称为内脏脂肪。由于脂肪的堆积以腹部脂肪或内脏脂肪增多最为明显，即大腹便便的体型，形似苹果，也称为苹果形肥胖（见图16）。内脏型肥胖者其内脏脂肪浸入所有重要内脏器官，如肝脏、胃、肾脏、大血管、心外膜和胰腺等，这类胖友的糖尿病、高血压、血脂异常等心血管疾病和代谢紊乱风险很高，男性较女性更多见。

皮下脂肪型肥胖者的脂肪主要位于皮肤下，会形成脂肪窝或脂肪团，脂肪堆积在腰部以下（如大腿、臀部等处），女性多见。由于这种人的脂肪主要沉积在臀部及大腿部，上半身不胖，下半身胖，身似梨形，也称之为梨形肥胖（见图16）。梨形肥胖的人由于脂肪沉积部位远离心脏、大血管、肝脏、胰腺等重要器官，因而心血管疾病和代谢紊乱的发生风险相对较低。

全身性肥胖是指既有内脏脂肪的增多，又有皮下脂肪的增多，多数胖友属于这种类型。

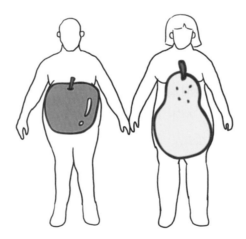

图16　苹果形肥胖和梨形肥胖

15 如何诊断内脏型肥胖？

最简单的方法就是测量腰围。中国成人腰围，男性≥90厘米，女性≥85厘米可诊断为内脏型肥胖。

更精确的方法是通过人体成分分析仪、双能 X 射线骨密度仪、定量 CT、定量 MRI 测量内脏脂肪面积来诊断内脏型肥胖。但 CT、MRI 费用比较贵，而双能 X 射线骨密度仪、定量 CT 测量有辐射，孕妇不适合。生物电阻抗方法简便易行且无辐射影响困扰，营养门诊大多采用人体成分分析仪测量内脏脂肪面积。内脏脂肪面积诊断内脏型肥胖的标准为：中国成人≥80 厘米^2。

16 什么是肌少症？

肌少症的概念最早产生于 1989 年，由 Irin Rosenberg 提出。2010 年，欧洲肌少症工作组首先发表了肌少症共识，定义肌少症为一种增龄相关的肌肉量减少、肌肉力量下降和（或）躯体功能减退的老年综合征。2016 年以来，肌少症被认为是一种急性或慢性肌肉疾病，会引起机体功能障碍，增加老年人跌倒、失能和死亡风险，应引起关注。

17 如何诊断肌少症？

目前对肌少症的诊断主要包括肌肉质量、肌肉力量和身体功能 3 个变量。国际上不同肌少症工作组对肌少症的诊断标准略有不同。国际肌少症工作组定义肌少症为全身或四肢瘦组织减少和躯体功能减退（步速≤1.0 米/秒）。亚洲肌少症工作组则提出了适用于亚洲人群的肌少症诊断标准，分为自我评估、初筛、诊断和严重程度评价。将诊断更加细化，在社区、门诊等基本医疗单位可采用小腿周径测量（男性＜34 厘米，女性＜33 厘米）和（或）简易五项评分问卷（SARC-F）量表（表 3），量表总分＞3 分的病例接下来采用测量握力（男性＜28 千克，女性＜18 千克）或体力活动评价（5 次起坐试验＞12 秒）来诊断肌少症的可能。在医疗机构住院期间可完善肌肉质量的测定，若满足肌肉力量下降、肌力减少或体力活动降低可诊断为肌少症，如果三者皆满足，则诊断为严重肌少症。

表 3　简易五项评分问卷（SARC-F）

S（strength）：力量	搬运重物（4.5 千克）是否困难	0 分＝无困难
		1 分＝稍有困难
		2 分＝困难大或不能完成

A（assistance in walking）：辅助行走	步行走过房间是否困难	0 分＝无困难 1 分＝稍有困难 2 分＝困难大，需要使用辅助器具，需要他人帮助
R（rise from a chair）：起身	从床上或椅子起身是否困难	0 分＝无困难 1 分＝稍有困难 2 分＝困难大，需要使用辅助器具，需要他人帮助
C（climb stair）：爬楼梯	爬 10 层楼梯是否困难	0 分＝无困难 1 分＝稍有困难 2 分＝困难大或不能完成
F（fall）：跌倒	过去 1 年跌倒次数	0＝从没 1 分＝1～3 次 2 分＝大于等于 4 次

注：以上 5 项总分相加，如 SARC－F 总分大于等于 4 分提示存在肌少症风险，需进一步进行肌肉力量评估。如总分小于 4 分提示无肌少症风险，可过段时间再次进行筛查。

18 什么是肌少症性肥胖？

肌少症与肥胖共存的临床状态，称为肌少症性肥胖（sarcopenic obesity，SO），是老年人中常见的肥胖类型，是指年龄相关的肌肉力量降低、质量减少、肌功能减退，并以肥胖为主要特点的复杂的老年常见综合征（见图 17）。常表现为体重指数超标、骨骼肌质量指数下降和体脂比增高。在这种状态下，身体的瘦体重与脂肪含量失衡。那什么是瘦体重呢？大家知道，肥胖其实是身体成分发生了变化。身体成分是指人的所有组织器官的总成分，分为脂肪和非脂肪两种成分。前者称为脂体重（或称肥体重），后者称为瘦体重（或称去脂体重）。瘦体重的计算方法为：瘦体重＝体重－脂肪重量，其中脂肪重量＝体重×体脂率。有些老年人称自己从年轻到衰老都控制在几乎相同的体重，没有"长胖"。可事实是，虽然体重没变，但身体成分却已悄然发生了改变，随着年龄增长肌肉会变少，脂肪相对变多，这也是肥胖，并且这种肥胖常常因其隐匿性而被忽视。

肌少症性肥胖的后果比单纯的肌少症或肥胖症更严重。不仅会增加老年人群罹患冠状动脉粥样硬化性心脏病、糖尿病、高血压等代谢疾病的风险，还会影响人体体力，导致身体素质低、身体功能受损、平衡及有氧能力较差、衰弱发生率高，增加骨质疏松症、跌倒及骨折风险，影响生活质量，甚至增加死亡风险。

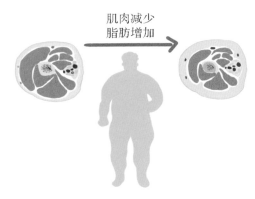

图 17　肌少症性肥胖

19　哪些人容易得肌少症性肥胖？

肌少症性肥胖是和年龄相关的疾病，所以老年人明显高发。40岁以后，肌肉量以每年0.5%～1.5%的速度在递减，如果不进行有效的运动或有效的手段去干预，随着年龄增加，肌少症的发病率会越来越高。静坐少动的老年人尤其容易发生肌少症性肥胖。

20　肌少症性肥胖常有哪些表现？

人到40岁以后，多数人在不知不觉中会发觉，自己的上下肢逐渐变细，"啤酒肚"悄悄出现，大腹便便且身体的力量在慢慢下降。而到老年，这种现象会进一步加快发展，肌肉悄悄地流失，脂肪渐渐地增多，体能每况愈下，容易发生站立不稳和跌倒，这往往是肌少症性肥胖的表现。

肌少症性肥胖已成为造成人体虚弱的重大危险因素，会导致身体更加肥胖、虚弱以及活动能力下降，应该引起家庭与社会的高度重视。

21　如何评估肌少症性肥胖？

要准确诊断肌少症性肥胖，必须进行身体成分分析以获得骨骼肌质量和脂肪重量的定量评估。双能 X 射线吸收法因其具有有效性、安全性、可重复性及测量的精准性，被强烈推荐用于身体成分的分析，唯一的缺点为需要接触少量射线。

生物电阻抗人体成分分析是一种简单、廉价、快速、便携测量身体成分的方法，适用于大规模的使用，可替代双能 X 射线吸收法。但该测量方法的影响因素较多，如体位、体温、脱水等。一般要求尽可能在上午、空腹且 20℃～25℃的室温下测量，测量前排空大小便并静立 20 分钟，测试前取下随身携带的电子产品；女性月经期间不宜进行测量，运动后以及淋浴桑拿后不宜立即测量，并且每次测量时的条件应尽可能保持一致。

22 如何诊断儿童/青少年肥胖？

2018 年，国家卫生健康委员会正式发布《学龄儿童青少年超重与肥胖筛查》，规定我国 6～18 岁学龄儿童青少年超重与肥胖的筛查方法，发布了我国所有地区各民族 6～18 岁学龄儿童青少年超重与肥胖的筛查（见表 4）。

根据《中国居民营养与慢性病状况报告（2020 年）》数据资料显示：全国 6～17 岁儿童青少年的超重肥胖率为 19%。若不采取有效干预措施，2030 年我国 0～7 岁儿童肥胖检出率将达到 6.0%，肥胖儿童人数将增至 664 万人；7 岁及以上学龄儿童超重/肥胖检出率将达到 28.0%，超重/肥胖儿童人数将增至 4948 万人。因此，儿童青少年超重/肥胖的防治刻不容缓。

表 4　6～18 岁学龄儿童青少年性别年龄别 BMI 筛查超重与肥胖界值

单位：千克/米²

年龄/岁	男生		女生	
	超重	肥胖	超重	肥胖
6.0～	16.4	17.7	16.2	17.5
6.5～	16.7	18.1	16.5	18.0
7.0～	17.0	18.7	16.8	18.5
7.5～	17.4	19.2	17.2	19.0
8.0～	17.8	19.7	17.6	19.4
8.5～	18.1	20.3	18.1	19.9
9.0～	18.5	20.8	18.5	20.4
9.5～	18.9	21.4	19.0	21.0

续表

年龄/岁	男生		女生	
	超重	肥胖	超重	肥胖
10.0～	19.2	21.9	19.5	21.5
10.5～	19.6	22.5	20.0	22.1
11.0～	19.9	23.0	20.5	22.7
11.5～	20.3	23.6	21.1	23.3
12.0～	20.7	24.1	21.5	23.9
12.5～	21.0	24.7	21.9	24.5
13.0～	21.4	25.2	22.2	25.0
13.5～	21.9	25.7	22.6	25.6
14.0～	22.3	26.1	22.8	25.9
14.5～	22.6	26.4	23.0	26.3
15.0～	22.9	26.6	23.2	26.6
15.5～	23.1	26.9	23.4	26.9
16.0～	23.3	27.1	23.6	27.1
16.5～	23.5	27.4	23.7	27.4
17.0～	23.7	27.6	23.8	27.6
17.5～	23.8	27.8	23.9	27.8
18.0～	24.0	28.0	24.0	28.0

注：国家卫生健康委员会，中华人民共和国卫生行业标准《学龄儿童青少年超重与肥胖筛查》，2018 年 8 月 1 日执行。

23 肥胖的诊断有年龄、性别和种族的差异吗？

肥胖的诊断标准受种族、年龄和性别等因素的影响。

肥胖是目前世界范围内最受瞩目的公共健康问题。它不仅是一种由多因素引起的慢性代谢性疾病，还作为一种高危因素广泛应用于慢性病的临床筛查及疾病防治。

因脂肪分布不同，肥胖有多种类型，诊断指标也不仅限于体重、体重指数（BMI），腰围、体脂率和内脏脂肪面积等指标也常用于临床诊断和治疗评估中。

除世界卫生组织推荐的肥胖诊断标准外，不同地区和国家的标准也有差异（见表5），这是脂肪堆积对健康的影响因种族的不同而不同所致。儿童青少年处在生长发育阶段，不推荐用固定的体重指数来判断肥胖或超重。国际肥胖工作组的体重指数国际标准曲线规定：每个年龄组体重指数在第95百分位以上者，定义为肥胖；在第85百分位以上、第95百分位以下者，定义为超重。

就年龄来说，成人肥胖的体重指数标准不适合于10～18岁的儿童青少年，因为体重指数与体脂率之间的关系取决于成熟程度，青少年的生长突增、性发育水平等均是成熟程度的标志，而且有明显的年龄性别差异。因此，世界卫生组织建议采用年龄性别别体重指数评价10～18岁青少年超重和肥胖情况。2018年，我国国家卫生健康委员会也制定了学龄儿童青少年超重与肥胖的行业标准（见表4）。

表5　成人超重/肥胖的体重指数诊断标准

单位：千克/米²

标准	世界卫生组织	中国	亚洲
体重过轻	<18.5	<18.5	
体重正常	18.5<BMI<25	18.5<BMI<24	
超重	25<BMI<30	24<BMI<28	≥23
肥胖	BMI≥30	BMI≥28	≥25
Ⅰ度肥胖	30～34.9		
Ⅱ度肥胖	35～39.9		
Ⅲ度肥胖	≥40		

此外，身高别体重是评价青春期前（10岁以下）儿童肥胖的最好指标。该方法是以身高为基准，采用同一身高人群的第80百分位数作为该身高人群的标准体重。超过该标准体重的20%～29%为轻度肥胖，30%～49%为中度肥胖，50%以上为重度肥胖。这一方法在我国被广泛使用，亚洲其他国家除日本外也普遍采用该法判定儿童肥胖。本法的优点是简单、易于掌握，直观性强，使用方便，同时消除了种族、遗传和地区差异以及发育水平的影响。

24　孕期体重增加了，就一定是肥胖吗？

孕期体重增加不一定就是肥胖。孕期增加的体重大家知道都增加了哪些吗？首先主要是胎儿，一般有3.4千克，母亲自己可以增加3.2千克左右，血

营养师教你科学享「瘦」

液增加 1.5 千克，体液约增加 1.8 千克，乳房增加 0.9 千克，子宫增加 0.9 千克，羊水增加 0.9 千克，胎盘增加 0.68 千克。所以，整个孕期，准妈妈一般增加 13 千克左右。如果超过了 13 千克，最好到产科和营养科判断是否肥胖及应该怎么处理。

肥胖病因篇

　　肥胖的原因是多方面的，包括遗传因素、环境因素和内分泌疾病等方面。肥胖是能遗传的，父亲、母亲两方都胖，子女肥胖的概率是70%～80%，而父母一方肥胖，子女肥胖的概率是40%～50%。当然一些胖友是基因突变所致肥胖，比如瘦素、瘦素受体或黑皮素受体4基因突变等。一些遗传综合征也可伴发肥胖，如15号染色体病变致普拉德-威利（Prader Willi）综合征、唐氏综合征等。遗传因素往往是不可改变的，但环境因素是可以改变的。随着生活水平的提高，高热量食物的摄入、久坐、体力活动和运动量不足等会引起营养过剩，导致肥胖的发生。一些内分泌疾病如胰岛素瘤、皮质醇增多症、生长激素瘤、甲状腺功能减退症等均可导致肥胖。内分泌疾病引起的肥胖在去除病因后可被治愈。

　　医学界把有明确病因所致的肥胖称为继发性肥胖，比如内分泌疾病所致肥胖，在肥胖症中占比1%，而没有明确病因的肥胖称为原发性肥胖，在肥胖症中占比99%。在临床上，一旦确定存在肥胖，在减重前应排除继发性肥胖。下面主要带大家了解肥胖发生原因的方方面面。

1 人为什么会胖？

　　肥胖受多种因素影响。肥胖发生的根本原因就是人体所摄入的能量大于消耗的能量，从而导致多余的能量以脂肪的形式储存起来了（见图18）。其次，饮食不当对导致肥胖起到了很大的作用，比如日常生活中食用过多高热量、高脂肪的食物，会导致人体内的热量和脂肪增加，引起人体发胖。大量的数据皆证明遗传也是肥胖的主要原因之一，近年来也有许多肥胖基因位点被科学家发现，所以双方都肥胖的父母所生出来的孩子肥胖发生的概率将比普通人高。现代人运动的减少也是肥胖发生的重要原因。另外，一些心理疾病如焦虑、恐惧、暴怒等，都可能会使人进食量增多，包括一些药物的使用可能改变人的食欲，使其进食过多，都将导致肥胖。

总之，人变胖是由多方面的因素共同作用而形成的。

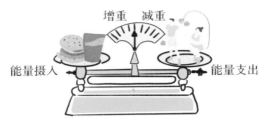

图18　人为什么会胖？

2 脂肪有好坏之分吗？

脂肪是人体重要的组成部分，是体内储存能量的仓库。人体所需要的三大供能营养素是脂肪、糖类以及蛋白质，脂肪在其中占据非常重要的作用。脂肪包括胆固醇以及甘油三酯，通过代谢为人体提供能量，还可增加饱腹感。身体必需的一些不能溶解于水、只能溶解于脂肪的维生素，还须有脂肪的帮助，才能被身体吸收。脂肪当中含有的磷脂和胆固醇，也是人体重要组成部分，尤其是脑细胞和神经细胞中含量最多，发挥着举足轻重的作用。人体内许多的代谢过程没有脂肪的参加也不能进行。皮下脂肪除了储存能量外，还具有隔热保温和保护内脏器官的作用，所以脂肪在人体内是必不可少的。

如果脂肪偏少，可能导致营养不良、体脂偏低、细胞功能减低，进而引发其他一系列疾病。那么，脂肪在体内是不是越多越好呢？答案是否定的。脂肪堆积过多容易引起肥胖症，进而引起其他如高脂血症、糖尿病等疾病，从而增加心脑血管疾病发生的风险。因此，维持适量的脂肪含量是很重要的。

不同部位的脂肪功能不同。根据分布部位，脂肪可分为皮下脂肪和内脏脂肪。前面已经说到，皮下脂肪主要是储能和保护内脏；而分布到大血管和内脏的内脏脂肪，则能分泌很多不利于代谢和心血管的物质（细胞因子）。内脏脂肪越多，糖尿病、血脂异常、心脑血管疾病的风险越高。从这个角度来说，内脏脂肪是一种"坏脂肪"。此外，组织学上还将人体脂肪组织分为白色脂肪组织和棕色脂肪组织（见图19）。其中，白色脂肪组织与肥胖产生的炎症和代谢紊乱有密切关系，是所谓的"坏脂肪"。棕色脂肪主要存在于颈部、锁骨上、肾脏上和脊柱两旁，因含有丰富的血管而显示棕色，是我们所说的"好脂肪"，可产生热量，消耗能量，有利于减重。促使白色脂肪棕色化已经成为减重治疗的思路之一。科学家发现，在皮下白色脂肪组织中还有米色脂肪。米色脂肪也具有类似棕色脂肪的作用——产生热量，消耗能量。由此可见，米色脂肪也是"好脂肪"。

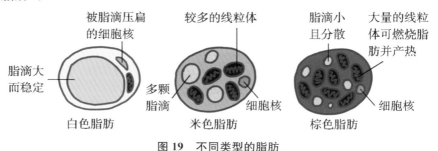

图 19　不同类型的脂肪

3 现代饮食"四宗罪"指的是什么？

现代人的饮食结构中，普遍存在 4 个问题：①脂肪酸的摄入比例不当。饱和脂肪酸和反式脂肪酸过多。②碳水化合物摄入比例太高。③微量营养素（包括矿物质和维生素）摄入太少。④可溶性纤维素摄入太少。一些营养相关性疾病并非仅仅归因于吃得太多，而很有可能是某些营养素吃得太少。总之，现代饮食"四宗罪"为高油、高糖、少微量营养素和少膳食纤维。

4 真的有易瘦体质的人吗？

减重，是个复杂的问题，也是个永恒的话题。经常听人抱怨"喝凉水都长胖"，而一些人也常称"怎么吃都不胖"（见图 20）。世界上真的有"易胖体质"和"易瘦体质"吗？

常人眼中的"易瘦体质"，通常是指某些过着和大家一样的生活，该吃吃，该喝喝，甚至吃得不少，还不爱运动，从来不刻意管理体重却不胖的人。大家普遍认为这些人的基础代谢率较高，并且肾上腺素、甲状腺素等激素分泌较多，从而使其处于高代谢状态，致使体重不容易肥胖。其实学界并没有"易瘦体质"的明确定义，反而是"易胖"的证据更多。家系分析显示，父母中一方为肥胖者，子女发生肥胖的概率为 40%～50%，而父母双方均为肥胖者，子女发生肥胖的概率为 70%～80%，肥胖有一定的家族聚集性。双生子的研究表明有多个与肥胖相关的基因位点，到目前为止，已发现有 600 多种基因与肥胖症的发生有关。与体重调节最密切相关的基因主要包括瘦素基因、瘦素受体基因、载脂蛋白 E 基因、解偶联蛋白基因等。还有极少数由单基因突变造成的肥胖，如黑皮素受体基因突变、瘦素受体基因突变等。

实际上，很多怎么"吃"都不胖的人，是他们在食物种类、食物搭配、烹饪方式上更注意，同时熟练掌握了吃动平衡的技巧。简言之，很多"易瘦"体质者，是吃得更科学，动得更合理。而如果未采用减重手段，短时间迅速消瘦，则需要检查是否患有甲状腺功能亢进症、糖尿病、结核或肿瘤等消耗性病变。

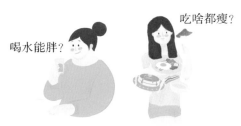

图 20　"易胖体质"和"易瘦体质"

5　"喝水都长胖"是真的吗？

您周边是不是常有人愤愤不平地抱怨："我实在没怎么吃，怎么体重还是不断飙升？""我太没口福了，简直是喝水都胖啊！"

喝水都长胖是真的吗？"水"表示自己不背这个锅。水是维持人体新陈代谢和能量代谢的重要物质，具有运输营养、排泄废物、润滑关节、平衡体温、维护细胞和维持血容量等功效。正常情况下，每天要求摄入 1500～1700 毫升的水。水本身不产能，不会造成肥胖。所有的原发性肥胖，都与能量过剩有关。"喝水都长胖"本身就是个伪命题。

对那些嚷嚷喝水都胖的人需要严格观察其生活习惯，是否真的是只喝水？或者喝的真的是水？含糖饮料不能称之为水。《中国居民膳食指南（2022）》中规定，"每天糖的摄入量不超过 50 克，最好控制在 25 克以下"，而正常甜度的一杯奶茶含糖量就达到了 35 克，而一些号称低糖的运动饮品，每 100 毫升的含糖量也接近 5 克，300 毫升就达到 15 克。所以，希望每个人认知的水都是指的矿泉水、纯净水、白开水，而不是含糖或人工增甜的饮料。

6　为什么喝粥容易胖？

粥属于淀粉类食物，在熬粥的过程中，淀粉容易糊化，淀粉糊化会导致喝粥后血糖明显升高，因此，粥的血糖指数很高。糖尿病病友喝粥会导致餐后血糖迅速升高，非糖尿病病友喝粥后之所以没有出现血糖的升高，是因为机体为防止血糖升高，促进胰岛分泌了更多的胰岛素，而胰岛素不光是降血糖激素，还是促合成激素，其促进蛋白质、脂肪和糖原的合成。此外，胰岛素会促进食欲，增加摄食风险。所以长期喝以淀粉为主的过度熬煮的粥就会导致肥胖。在煮粥喝粥时，应注意：①尽量减少喝粥的量，也就是限量食用。②粥不可以过度熬煮，以免加重淀粉糊化，促进血糖升高。③可以在煮粥时加入多种杂粮，以延缓血糖上升的幅度，还可增加饱腹感。

7 什么样的饮食最容易增重？

最容易增重的饮食是既高脂，又高糖，还高精白淀粉的食物。

高脂饮食是指脂肪含量（各种饱和及不饱和脂肪酸）高的食物，如肥肉、坚果、动物内脏、鸡蛋黄等，还包括糕点和油炸类、烧烤类食物。高糖食物是指高碳水化合物的食物，如各种粮食类主食、面包、土豆、甜食、含糖饮料。精白淀粉是指经过精加工的米、面等。粮谷类食物的过度加工不利于保留营养。例如，稻谷碾磨脱壳后成为糙米，接着再磨掉部分糠皮成为胚芽米，胚芽米经过多次碾磨、抛光，去掉所有的糠皮胚芽成为精白米。精白米虽然外表白净光亮，口感也好，但维生素、氨基酸、纤维素的含量均不如糙米和胚芽米。

高糖+高脂+高精白淀粉三者的组合往往产生松脆、酥香、软绵、香甜的口感，令人欲罢不能。其实，青睐高热量饮食是人的本能，原始人食用高热量的食物，是为了提高生存概率。由此足以证明，减重是挑战人性的，也是需要付出不懈努力的。

8 肠道菌群失调会导致肥胖吗？

肠道菌群被认为是人体"知之甚少"的新器官。人类肠道中寄居的微生物种类大于 1000 种，总重量达 2 千克，既有有益菌，也有有害菌；人体中微生物有 1/3 具有普遍性，而 2/3 具有特异性；基因数量为人类自身 100～150 倍，是控制人体健康的第二基因组。技术的进步让人类能更全面、准确地了解肠道菌群。

肠道菌群最早被发现与代谢疾病有关就是在肥胖领域。动物实验显示缺乏肠道菌群的成年无菌鼠可抵御高脂饮食诱导的肥胖，据此推测高脂饮食可能是通过改变肠道中定植的微生物群的组成和功能，从而引起肥胖。研究发现，高脂饮食可在肥胖发生之前重塑菌群。高脂饮食引起肥胖的机制可能包括诱导肠道菌群改变，使能量摄取增加、肠渗透性和全身性炎症提高，同时降低了肠道菌群生成可抑制肥胖的短链脂肪酸的能力。长期的饮食习惯可决定肠道菌群结构（见图21）。目前认为"肥胖相关菌群"还可能通过增加全身炎症、神经小胶质细胞活化和影响迷走神经活性从而间接影响下丘脑基因表达以增加食欲，促使过量饮食。

　　由于肠道菌群诱导肥胖的作用已经得到公认，所以医学家和科学家正在研究改变其组成和功能的多种方法，如菌群移植、益生菌、益生元（可促进有益肠道菌群生长的物质，如富含低聚果糖的菊粉）、药物（如二甲双胍等）及代谢减重手术，以针对肥胖症提供新的预防和治疗策略。

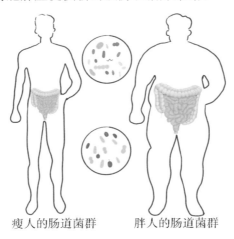

瘦人的肠道菌群　　　　　　胖人的肠道菌群

图 21　不同体质人群的肠道菌群结构

9 "压力肥"存在吗？

　　存在。"压力肥"顾名思义是指精神压力过大引起的肥胖。社会竞争越来越大，很多的上班族压力相当大。人在精神压力大时，容易焦虑、烦躁或情绪低落，可能会在饮食方面不加控制，甚至出现暴饮暴食，女性可能进食过多甜食，加上人在压力大时往往会出现失眠，熬夜、睡眠不足会造成生物钟紊乱，本应在凌晨处于低水平的肾上腺糖皮质激素分泌会增加，以致增加食欲和促进脂肪合成，从而促进肥胖的发生、发展。因此，有人调侃"压力肥"是"工伤"。

10 熬夜、睡眠不足可导致肥胖吗？

熬夜、睡眠不足、"手机控"，尤其睡前玩手机是目前多数人的现状，然而这个习惯可导致肥胖（见图22）。熬夜的人，往往会加餐或吃夜宵，此外，熬夜、睡眠不足会造成生物钟紊乱，本应在凌晨处于低水平的肾上腺糖皮质激素分泌会增加，糖皮质激素分泌增加会促进脂肪合成以及脂肪四肢向腹部、背部和面部等分布。同时，熬夜、睡眠不足的人由于运动的时间不够，会加重胰岛素抵抗，促进肥胖的发生、发展。充足的睡眠对预防肥胖和维持健康很重要，建议大家应保证每晚6~9小时睡眠。

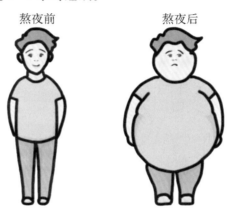

熬夜前　　　　　　熬夜后

图22　熬夜导致肥胖

11 有人说：您胖，是因为您缺爱。有道理吗？

有人说"身体的痛是心理上的伤"。精神医学专家研究发现，部分暴食者是因为在哺乳期时，未得到母亲充分的爱，哺乳期发展不稳定，导致成年后在失恋、失业等压力大、情绪低落时，喜欢以不停地进食满足口唇的咀嚼和吮吸，从此替代情感上的安慰。虽然胃容量已饱和，却依然停不下进食。而过度进食后又意识到不对，进而疯狂地催吐，造成恶性循环。也有专家调查发现，缺乏爱的孩子更容易肥胖。孩子缺乏父母的陪伴以及正确的喂养方式，容易引起肥胖，缺少父母监督的孩子更容易养成不健康的生活习惯。胖小孩缺乏父母正确的关于运动、营养的指导，疏于体重管理，不容易持之以恒地减重。

肥胖的变化趋势亦反映了经济发展、人群受教育水平、身体活动和模式的差异。例如，受教育程度高的女性平均体重指数持续较低。而美国一项回顾性队列研究发现，50 岁以上的中年人如果财富向上流动，即财富呈增长趋势，其 65 岁以后的心血管风险明显低于财富稳定的同龄人，而财富减少者 65 岁以后的心血管风险则高于财富稳定的同龄人。在此，财富是指除房产以外的全部资产，包括车、营业收入、股票、基金、支票账户、储蓄账户等。研究者指出，财富减少的中年人压力更大，拥有健康生活行为者较少，休闲时间也较少，这都是不利于心血管健康的因素。

综上所述，说肥胖与缺爱有关，似乎也并非无道理。

12 抗甲状腺药可引起肥胖吗？

抗甲状腺药本身不会引起肥胖。甲状腺功能亢进症（简称甲亢）病友使用抗甲状腺药后出现体重增加的原因为：①抗甲状腺药的使用控制了甲亢病友的机体能量高消耗状态，致使体重增加。②抗甲亢治疗后，病友的消化道症状（呕吐、腹泻等）改善或缓解，进食量增加，能量丢失减少，致使体重增加。③抗甲状腺药物使用剂量过大或使用时间过长，没有及时调整剂量造成甲状腺功能减退状态，病友基础代谢率降低，能量消耗减少，甚至肾脏的排水能力降低，出现水肿，这些都会导致体重增加。

13 草甘膦除草剂可引起肥胖吗？

草甘膦是一种有机磷除草剂，被广泛使用，在人类食物中经常能检测到残留。科学研究发现，草甘膦可引起遗传物质的改变，并遗传给下一代。在大鼠模型中，短暂暴露于草甘膦中会导致肥胖等疾病的表观遗传跨代遗传。因此，要警惕草甘膦除草剂带来肥胖及肥胖遗传的风险。

14 有哪些药物可引起肥胖？

可以引起肥胖药物有如下几类：①抗精神病药，如氯氮平、舍曲林等。这些药物可通过促进食欲、增加摄食以及引起嗜睡，运动能量消耗减少从而增加体重。②肾上腺糖皮质激素，如醋酸泼尼松、地塞米松等。长期、大剂量使用可通过增加食欲、促进脂肪在机体重新分布，从而导致腹型肥胖。③胰岛素以及促进胰岛素分泌的一些降糖药，如磺脲类降糖药（如格列本脲、格列美脲等）、格列奈类降糖药（如瑞格列奈等）。这类药物增重的原因是促进胰岛素分泌。胰岛素是一种促合成的激素，可促进蛋白质、脂肪和糖原的合成，而且可促进食欲。如果胰岛素和（或）促进胰岛素分泌药物使用剂量过大，饮食量没有严格控制，就可能增加体重。④生长激素。生长激素具有促进骨骼、内脏和全身生长，促进蛋白质合成，影响脂肪和矿物质代谢的作用，在人体的生长发育过程中起着比较关键的作用。生长激素缺乏病友如果在规范剂量下注射生长激素一般不会长胖，但在注射生长激素过程中，若存在饮食不当、暴饮暴食、甲状腺功能减退等现象可能会引起肥胖。

15 生长激素会导致肥胖吗？

生长激素是人脑腺垂体分泌的有多种生理功能的蛋白质，由 191 个氨基酸组成。通过胰岛素样生长因子-1 发挥作用，与生长发育、物质代谢以及功能调节有密切关系。它能促进软骨细胞、成肌细胞等增殖分化，促进脂肪组织中甘油三酯分解，调节脂蛋白脂酶的活性与低密度脂蛋白胆固醇受体数量，促进蛋白质的合成代谢和骨矿物质的吸收，提升骨密度和骨质量。生长激素还能提升肌细胞线粒体的能量物质合成，调节心肌收缩力，改善心脏泵血能力以及增加血管一氧化氮水平，改善性唤起能力。

儿童生长激素缺乏可使生长速度变慢，身材矮小，皮下脂肪多，肌肉不发达。成人期生长激素缺乏会出现脂肪量增加，瘦组织减少，容易发生腹型肥胖，肌肉力量降低，运动能力下降，血脂异常，胰岛素抵抗增加，心血管风险增加。此外，病友还会发生骨密度降低或骨质疏松，以及出现心功能障碍和生活质量降低。规范的生长激素替代治疗能使病友多方面获益，包括减脂增肌，缓解肥胖等。

然而，体内生长激素过多可引起骨骼、软组织和内脏过度增长，致体型和内脏器官异常肥大。在儿童青少年骨骺闭合前，表现为巨人症；在成人表现为肢端肥大症。肢端肥大症的临床表现有颅骨增厚，头颅及面容宽大，颧骨高，下颌突出，牙齿稀疏和咬合不良，手脚粗大，驼背，皮肤粗糙，毛发增多，色素沉着，鼻唇和舌肥大，声带肥厚和音调低粗等表现。病友可有肥胖、高血压、高脂血症、糖尿病等代谢异常，心脑血管风险很高。滥用生长激素也可造成体内生长激素过多同样的改变，危害很大。

16 糖皮质激素引起的肥胖有什么特征？

糖皮质激素就是肾上腺皮质激素的一种，主要为皮质醇，也可以由化学方式人工合成。糖皮质激素具有调节糖、脂肪和蛋白质生物合成和代谢的作用，还具有抗炎、抑制免疫应答、抗过敏、刺激骨髓造血、促进胃酸和胃蛋白酶的分泌等作用。糖皮质激素使用过多会带来一定的危害，表现为高血压、糖尿病、皮肤变薄、多毛等负面影响，造成类似库欣综合征的临床表现（见图23），又称药源性库欣综合征。

糖皮质激素与糖代谢、蛋白质代谢和脂肪代谢密切相关。糖皮质激素过多会促进糖原异生和糖原合成，抑制糖的有氧氧化和无氧酵解，而使血糖来路增加、去路减少，进而升高血糖。糖皮质激素过多会促进蛋白质分解，抑制其合成，造成负氮平衡。糖皮质激素可提高蛋白分解酶的活性，促进多种组织（淋巴、肌肉、皮肤、骨、结缔组织等）中蛋白质分解，并促进氨基酸在肝脏内转化为糖和糖原，从而减少蛋白质合成。糖皮质激素过多促进脂肪分解，抑制其合成，使脂肪分解并重新分布于面、颈和躯干部，表现为向心性肥胖、水牛背、四肢纤细、皮肤菲薄，腹部、臀部、大腿、腋下可见紫纹。由于过多的糖皮质激素有水钠潴留的作用，病友可能出现下肢水肿和突眼。

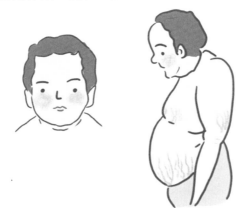

图 23　库欣综合征

17　哪些疾病可引起肥胖？各自有些什么蛛丝马迹？

可引起肥胖的疾病有：①一些内分泌疾病，如皮质醇增多症（库欣综合征）、胰岛素瘤、下丘脑功能紊乱、生长激素瘤、多囊卵巢综合征、胰岛素抵抗综合征等。②一些遗传综合征，如唐氏综合征、普拉德-威利综合征等。③单基因突变疾病，如瘦素基因突变、瘦素受体基因突变、黑皮素受体基因突变等。

肥胖病友中 99% 为单纯性肥胖，只有 1% 为有明确疾病所导致的继发性肥胖，若继发性肥胖的原发疾病没有被诊断，不但影响减重效果，还会因为存在的疾病没有被控制给机体带来其他的伤害。为避免继发性肥胖的漏诊、误诊，我们应关注引起肥胖的一些疾病的蛛丝马迹。

自幼肥胖且家族中无肥胖病人，进食无饱腹感，要注意警惕基因突变所致肥胖，如瘦素基因突变、瘦素受体基因突变等的可能；如果病人起病早，在肥胖的同时有智力下降，要警惕唐氏综合征的可能；如果病人起病早，在肥胖的同时有智力下降、肌张力低、性发育落后，要警惕普拉德-威利综合征；如果病友为非均匀性肥胖，表现为四肢相对细小或有紫纹，要警惕皮质醇增多症（库欣综合征）的可能；如果病人反复有低血糖的表现，如出汗、饥饿、乏力等，进食好转，查血糖低，要警惕胰岛素瘤的可能；肥胖病友如果有睡眠倒错、基础体温异常，特别是有颅咽管瘤等颅内疾病，要警惕下丘脑功能紊乱的可能；肥胖病友有手足变粗、声音低沉等要警惕生长激素瘤的可能；肥胖病友有月经不调、流产、不孕等，要警惕多囊卵巢综合征的可能；肥胖病友有颈部或腋下皮肤变黑、粗糙（黑棘皮样）、皮赘等表现，要警惕胰岛素抵抗综合征的可能。

18 为什么人一到中年就会开始长胖？

"岁月是把杀猪刀，岁月是把猪饲料"，《北京爱情故事》中的一句台词刺痛了多少中年人的心。水桶腰、蛋糕层、啤酒肚几乎成了中年人的标配，谁都曾是翩翩少年、亭亭少女，可为何一到中年就变得如此"油腻"呢？

首先，据研究显示，随着年龄的增长，体内的脂质代谢能力也就是脂肪细胞储存和清除脂质的能力下降，进而导致体重更易增加。人体的基础代谢率每年会下降 0.4% 左右。人到中年，相应的饮食不会减少，而代谢水平却在减退。摄入的热量不能及时消耗，只能转化为脂肪，在体内逐渐堆积。其次，处于事业上升期的中年人，交际应酬增多，在外就餐时的食物往往过于精致、油腻。最后，是一部分中年人运动较少，日常工作也是静坐少动的方式居多，能量消耗过少。

那有什么办法能控制中年发福吗？第一步要管住嘴，第二步要迈开腿。加强运动有助脂质代谢。在运动形式上，建议做大肌群的运动，如慢跑、游泳、快走、蹬车等。所谓大肌群，常指臀部、大腿、小腿、胸、腹、背部的肌肉，一旦运动起来，耗能增多，既可锻炼心肺功能，又可提高免疫力。同时，运动时长要有保障，最好保证每天 1 小时左右。

19 为什么女性比男性更容易长胖？

近十年来，国人的体重不断攀升，肥胖率在增加，但肥胖增速已放缓。总体上看，2004 年国人的标准化平均体重指数（BMI）是 22.7 千克/米²，2018 年则达到 24.4 千克/米²。2018 年，中国 18～69 岁成年人中的肥胖人数约为 8500 万人，其中男性约 4800 万人，女性约 3700 万人，总肥胖人数约为 2001 年的 3 倍。2004—2010 年，中国成年人平均 BMI 的增速为 0.17 千克/米²；2010—2018 年，增速有所放缓，仅为 2004—2010 年的一半。虽然中国成人 BMI 的增速减缓，但其呈现更加多元化的趋势。尤其是城乡及男女存在明显差异。2004—2018 年，男性的平均 BMI、超重率和肥胖率增长速度均大于女性。2018 年，农村女性平均 BMI 高于城市女性（24.3 千克/米² 与 23.9 千克/米²），但农村男性仍低于城市男性（24.5 千克/米² 与 25.1 千克/米²）。

《中国健康与营养调查》中一项关于 2006—2015 年间男性与女性肥胖人群的变化趋势调查显示，我国成人总体上超重率男性高于女性，而肥胖率则是女性高于男性。2013 年发表在《柳叶刀》（Lancet）的全球疾病负担研究显示，在发达国家男性肥胖率高于女性，而在发展中国家则是女性高于男性。造成男女差异的原因可能是：①男性和女性在性激素分泌上存在明显差异，而性激素是参与体内脂肪储存、分布和分解的重要因素之一。②肥胖已经被证实与基因和环境相互作用有关，男女的基因也有不同。③男女两性受传统文化的影响，在社会和家庭生活中各自承担的角色也不同，体力活动量也不同。女性更多地承担了家庭照护的责任，这可能是导致肥胖的原因。

20 更年期的女士容易肥胖，为什么？

这个问题对更年期的女性朋友而言可能深有体会，门诊也时常有更年期的女性过来咨询体重增加的原因。其实原因是多方面的，最重要的一方面是更年期女性体内的激素发生了改变，雌激素分泌减少，很多器官的功能逐渐降低，机体代谢速度缓慢，而基础代谢降低则会导致身体利用脂肪、糖类物质的能力降低，从而导致慢慢变胖。第二方面是女性更年期之后可能运动量减少，很多女性在年轻的时候还有动力去运动，但是上了年纪后，某些部位的骨骼或关节出现疼痛，导致很多人无法坚持锻炼身体。运动量减少，身体热量消耗少时体重就会增加，容易发生肥胖。第三方面可能与更年期女性容易失眠有关。更年期的到来，卵巢功能的降低，内分泌功能紊乱，自主神经功能异常，使更年期女性潮热出汗，情绪容易波动，严重者夜间睡眠质量下降而无法拥有高质量的睡眠，身体产生的瘦素减少，脂肪燃烧速度减缓，从而导致肥胖。另外，更年期的女性属于经济比较好的一个阶段，孩子也已经上大学，不需要多操心，朋友之间的聚会、聚餐可能会比较多，而一聚餐就容易吃多，摄入的能量增加，消耗减少，更年期的女性朋友自然而然就胖了。

21 哪些原因会引起肌少症？

增龄是最主要的原因。随着年龄的增长，肌肉纤维从Ⅱ型向Ⅰ型转变，肌肉和肌间脂肪浸润，Ⅱ型纤维卫星细胞数量减少，肌肉蛋白质的合成和分解代谢途径失衡，导致骨骼肌全面丧失。我们来了解一下什么是Ⅰ型肌纤维，什么是Ⅱ型肌纤维，什么是卫星细胞。Ⅰ型肌纤维属于红肌，不仅毛细血管密度高，而且线粒体浓度高，利于有氧代谢，产能效率高，最不易疲劳，形态细小因而运动单位力量低。Ⅰ型肌纤维的特点是收缩速度慢而持久，因此又称为慢肌纤维，适合维持平衡和姿势的功能。Ⅱ型肌纤维属于白肌，毛细血管密度和线粒体浓度都低于Ⅰ型肌纤维，极少进行有氧代谢，而多通过无氧代谢供能，因而收缩速度快，运动单位力量高，故又称快肌纤维。其局限是较Ⅰ型肌纤维更易发生疲劳，适合需要速度和力量的运动。卫星细胞又称为被囊细胞，是神经节内包裹在神经元胞体周围的一层扁平或立方形细胞，对神经元胞体有保护作用。它是一种神经胶质细胞，是肌肉特异性干细胞。

运动缺乏和营养摄入不足是老年人肌肉力量和肌肉质量下降的主要因素（见图24）。研究表明，在健康老年人中，卧床休息10天会导致下肢质量、力量大量丧失。老年人营养不良可导致肌肉合成降低，补充蛋白质、维生素D和氨基酸等相关营养成分可直接促进肌肉蛋白质合成。

另一个引起肌肉力量和质量下降的因素是激素水平变化。胰岛素、生长激素和胰岛素样生长因子-1对肌肉蛋白质代谢发挥作用，促肾上腺皮质激素具有营养运动神经元作用，性激素（睾酮、雄激素）能够促进肌肉合成，缩宫素能促进衰老肌肉中的干细胞功能等，激素水平变化涉及炎症过程、肌肉再生和蛋白质合成。

炎症细胞因子在肌少症性肥胖的发生发展中起关键作用。肌肉间脂肪严重增多，炎症水平增高，肌肉间的脂肪细胞可以产生炎症细胞因子和脂肪细胞因子，从而加剧炎症反应，导致肌肉质量和肌力下降。肌少症还与肌肉线粒体功能障碍和氧化应激有关。肌肉线粒体功能障碍与细胞抗氧化特性的损害共同导致活性氧积累，改变肌原纤维、运动神经元和肌浆网的功能，损害肌肉再生。此外，还有生活方式造成的影响。老年人随着身体衰老的进展，经常久坐少动，缺乏锻炼，既可使肌肉悄悄地流失，也因能量消耗减少而引起脂肪逐渐增加。

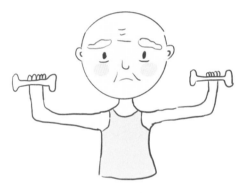

图 24　肌少症

22　全身都不胖，就肚子特别大是为什么？

常有人问："我胳膊也细，腿也细，就肚子大，算肥胖吗？"也有人疑惑："体重指数没有超标，只是肚子上的肉一天天变多，这是什么原因？"

肚子大的原因，很可能是你的内脏脂肪超标。内脏脂肪分布于脏器及其周围，一般在腹腔内，被称为"看不见的脂肪"，分布在心、肝、脾、肾等内脏，特别是大网膜和肠系膜。内脏脂肪起到保护脏器的作用，但过多会产生很多细胞因子诱发代谢紊乱。过多的内脏脂肪好比"活期存款"，可以随取随用，且危害高于皮下脂肪。

中国男性腰围≥90 厘米，女性腰围≥85 厘米；腰臀比男性＞0.9，女性＞0.8；内脏脂肪≥80 厘米^2 即为腹型肥胖（见图 25），亦称为中心性肥胖，也就是常说的苹果形身材。测量内脏脂肪的方法有定量 CT、定量 MRI、双能 X 射线吸收测定法等。与四肢偏胖而肚子相对平坦的梨形身材相比，苹果型身材的危害更大，更需要积极干预。

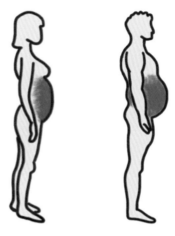

图 25　腹型肥胖

23　为什么一怀孕就特别容易长胖了？

一般情况下，怀孕 3 个月后，体重开始增加。其实在孕早期，也就是怀孕 12 周前，大多数孕妇因为激素水平的变化引起胃肠道消化液减少，胃肠运动减慢，会出现恶心呕吐、胃肠胀气、便秘、食欲减退等表现，体重一般没有明显的变化，有的孕妈妈甚至会出现体重减轻。从怀孕 13 周开始，早孕反应逐渐缓解甚至消失，由于胃口好转，食物摄取量增加，体重也随之逐渐增加。直至到妊娠足月时，体重平均增加约 12.5 千克。当然，增加的这部分体重，除了孕妇自身体重的增加，也包括胎儿、胎盘、羊水等的重量。

在当今社会，许多老人觉得准妈妈要多吃多补，要在家安胎，运动越少越好，有些人家会拼命做鸡鸭鱼肉、鱼汤、肉汤、骨头汤等，这样的吃法使得孕妇很有可能在孕前期体重就快速增加。所以很多人会有为什么我一怀孕就长胖了的疑问，从根本原因来说还是吃多了动少了。其实这样做增加的只有孕妇本人的脂肪，而孕妇缺乏运动将导致肌肉日益萎缩，心肺功能下降，不仅令孕妇本人沉重，也会给孕程带来各种风险。

24　产后肥胖是必然，还是可避免？

产后肥胖并非必然，而是可以避免的。避免产后肥胖，可以从产前、产后双管齐下。

先说产前。孕期不宜盲目过多摄入能量。中国妊娠期妇女体重增长范围和增重速率推荐值见表 6、表 7。

表 6　单胎孕妇孕期体重合理增加标准

孕期	孕前体重指数（BMI）范围/（千克/米²）			
	<18.5 消瘦	18.5～23.9 正常	24.0～27.9 超重	≥28.0 肥胖
孕早期/千克	0～2	0～2	0～2	0～2
孕中晚期/（千克/周）	0.46（0.37～0.56）	0.37（0.26～0.48）	0.30（0.22～0.37）	0.22（0.15～0.30）
整个孕期/千克	11.0～16.0	8.0～14.0	7.0～11.0	5.0～9.0

注：孕早期指孕 12 周前，孕中晚期指孕 12 周后。

表格来源：《妊娠期妇女体重增长推荐值标准》（WS/T 801—2022）。

表 7　双胎孕妇孕期体重合理增加标准

孕期	孕前体重指数（BMI）范围/（千克/米²）			
	<18.5 消瘦	18.5～24.9 正常	25.0～29.9 超重	≥30.0 肥胖
整个孕期/千克	—	16.7～24.3	13.9～22.5	11.3～18.9

表格来源：美国医学研究院 2019 年推荐孕期适宜体重增长值。

　　孕早期增重不应超过 2 千克。需要注意的是，备孕妇女应从怀孕前 3 个月开始每天补充 400 微克的叶酸，并持续整个孕期。在孕中、晚期，每周应摄入 1～2 次动物血和肝脏，每次 20～50 克，孕妇每周摄入 1～2 次富含碘的海产食品。正常情况下，孕期增重中有 3～4 千克的脂肪蓄积是为产后泌乳储备的能量。

　　再说产后。十月怀胎，一朝分娩。"一人吃两人饭"，为了当好"奶牛"，很多乳母拼了命的多吃。其实，产后对于有哺乳任务的妈妈，体重控制更应遵循科学、合理、适度的原则。乳母饮食每天比孕前增加约 80 克的鱼、禽、蛋、瘦肉即可。

　　如果孕期增重过多，可以考虑产后减重，但产后减重要适度。整个哺乳期，妈妈都应该保证适量的饮食摄入，以满足产出乳汁的生理需要，严禁过度节食。减重总的原则是在适宜的营养摄入基础上，选择健康的膳食结构，同时坚持适当的运动。

25　哺乳会让人肥胖吗？

　　可以很肯定地告诉每一位宝妈，单纯的哺乳行为不会让妈妈变胖。那为什么有的人产后肥胖会持续一段时间呢？

主要是因为：①怀孕期间，宝妈担心宝宝缺营养，生长发育落后，所以进食较多，尤其是高脂、高蛋白食物。②孕后期及哺乳期为了保证有足够的奶量，宝妈经常被要求多食"发奶"的食物，殊不知这些"发奶"的食物如肚条、猪脚、肉汤等也都是一些高脂、高蛋白的食物，极易造成宝妈营养过剩。③产后由于喂养和照顾宝宝，宝妈也没有规律的运动锻炼，甚至一些宝妈的睡眠也得不到很好的保证，这些也会让宝妈产后体形不能很快恢复，甚至体重进一步增加，造成身材"走样"。④还有一些宝妈，担心食物浪费，宝宝没有喝完的牛奶和辅食也悉数收入腹中，这必然造成宝妈营养过剩。所以说，不是哺乳使宝妈发胖，而是宝妈的一些饮食行为及其他因素促成了宝妈的"高体重"。

26 产后肥胖的原因是什么？

产后肥胖往往是孕期肥胖的延续。女性在孕期为满足胎中宝宝的生长需要，大幅度增加营养摄入，而且随着其体内激素的增加，肠胃蠕动变慢，新陈代谢减慢，从而导致体重增加。在产后，坐月子期间乳母一般摄入了比较多的高脂肪、高蛋白食物，运动又相对较少，因此无法及时代谢多余的脂肪，也就容易导致肥胖。

27 肥胖会传染吗？

肥胖不是传染病，无传染源，不会传染。我们经常看到一家人都胖，这是与遗传和共同的生活环境、生活方式有关。在生活中，经常可以看到夫妇一方胖，另一方也胖，这多由于共同的饮食习惯和生活习惯导致营养过剩所致。

28 肥胖会遗传吗？

遗传对于肥胖的发病，有一定的作用。肥胖可能是一种遗传性疾病，尤其是单纯性肥胖具有很大的遗传倾向。基因突变和变异是肥胖的基础，会增加肥胖的易感性。研究表明：如果父母有一方肥胖，那么子女有 40%～50% 的可能也会出现肥胖。如果父母双方都胖，那么子女就有 70%～80% 的可能出现肥胖。如果双亲中都是瘦的或体格正常的人，那么其子女只有 10% 的可能出现肥胖。有的人父母并不胖，但是父母的兄弟以及爷爷辈的人中有很多都是胖子，肥胖呈现出一定的家族聚集性（见图 26），我们看到一个家庭中有多位胖子就不足为奇。

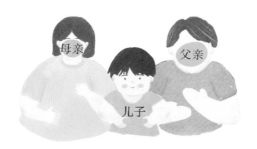

图 26　肥胖会遗传吗？

　　肥胖发生年龄越小，越要考虑与遗传有关，其中一部分为基因突变所致，如瘦素基因突变、瘦素受体基因突变、黑皮素受体基因突变和普拉德-威利综合征等，应进行基因诊断。当然，自幼肥胖也与过度喂养有密切关系。进食过多，运动消耗不够也会导致肥胖。

　　遗传因素对肥胖的影响是多方面的，主要表现在以下几点：①遗传影响个体的基础代谢率、食物的热效应和运动的热效应，即能量的支出受遗传因素的影响，个体间能量支出的差别可达 40% 以上。②个体摄入蛋白质、糖类及脂肪的比例可能受遗传的影响，即能量的摄入也受遗传因素的影响。③遗传因素影响肠道菌群的多样性。遗传因素对肠道菌群种类的影响大于环境因素，与个体的体重指数有关。③体力活动的多少也显著地受遗传的影响。⑤遗传因素影响个体的体重指数、皮下脂肪厚度及内脏脂肪组织，而且对内脏脂肪的影响尤为显著。⑥遗传不仅影响肥胖的程度，也影响脂肪的分布。

　　遗传因素是肥胖形成中的重要因素，但不是唯一的决定因素，健康生活方式有利于体重的管理。

29　性发育落后与肥胖有关系吗？

　　肥胖儿童青春期可能有性发育落后，这是因为一些疾病如皮质醇增多症、弗勒赫利希综合征（又称肥胖生殖无能综合征）、普拉德-威利综合征、唐氏综合征、劳伦斯-穆恩-比德尔综合征等本身就有肥胖和性发育落后的表现。另外一方面是因为肥胖儿童体内脂肪过多会引起性激素代谢紊乱，如肥胖时脂肪组织中芳香化酶活性增高，可将肾上腺雄激素转变为雌激素（女性激素），会使男性肥胖儿童青春期性发育有轻度延迟。女性肥胖儿童如青少年多囊卵巢综合征，在青春期可因为雄激素（男性激素）水平增高，也会干扰女性性发育。由此可见，正常体重与正常性发育有一定关系。

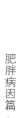

30 自幼肥胖且无饱腹感，要注意排查什么疾病？

要注意排查肥胖基因（瘦素基因）突变。瘦素及其受体在体内广泛分布，瘦素具有广泛的生物学效应，参与多种生理过程，其中较重要的是作用于下丘脑的代谢调节中枢，发挥抑制食欲、减少能量摄取、增加能量消耗以及抑制脂肪合成的作用，主要表现如下：

（1）抑制食欲：瘦素可使人进食明显减少，体重和体脂含量下降。

（2）增加能量消耗：瘦素可作用于中枢，增加交感神经活性，使大量储存的能量转变成热能释放。

（3）对脂肪合成的影响：瘦素可直接抑制脂肪合成，促进其分解。也有人认为可促进脂肪细胞成熟。

（4）对内分泌的影响：胰岛素可促进瘦素的分泌，反过来瘦素对胰岛素的合成、分泌发挥负反馈调节。

瘦素在体内对人体的体重调节是双向的，通常称为体脂的自稳系统。当人体能量摄入正平衡时，体脂增加，促使脂肪细胞瘦素分泌增多，瘦素作用于下丘脑，结合其受体，产生饱食反应，从而降低食欲，减少能量摄取，促进能量消耗。当人体体重降低时，脂肪组织瘦素分泌下降，作用于下丘脑的另一受体，产生饥饿反应，增加食欲，提高摄食量，降低能耗。有些人存在瘦素抵抗问题。瘦素虽然分泌很多，但是发挥不了作用。大多数肥胖者血清瘦素水平比非肥胖者高，只有不到 5% 的肥胖者，其瘦素是缺乏的。最为遗憾的是，肥胖者不但出现体内瘦素的抵抗反应，并且对外源性的瘦素也同样存在抵抗性。瘦素基因突变，瘦素在体内合成受阻，容易出现肥胖且无饱腹感。所以如果两者出现问题就会导致相关疾病发生，如肥胖、心血管疾病、自身免疫性疾病等。

31 自幼智力低下，喂养困难且肥胖，要注意排查什么疾病？

要排查普拉德-威利综合征的遗传病，又称肌张力低下-智力障碍-性腺发育滞后-肥胖综合征。该综合征于 1965 年由 Prader 等首次报道，至今已报道的病例有数百例。2018 年 5 月 11 日，国家卫生健康委员会等 5 个部门联合制定了《第一批罕见病目录》，普拉德-威利综合征被收录其中，多数为散发，群体发病率为 1/15000。

其病因是由于第 15 号染色体长臂近中央关键区微缺失引起。病人主要表现为生长发育迟缓、身材矮小、手足小、智力低下、肌张力低下。婴儿期喂养困难，语言发育差。儿童期食欲旺盛，嗜睡而导致过度肥胖。双额径窄、杏仁样眼睛，外眼角上斜，斜视。上唇薄，齿裂异常，小下颌，耳畸形。性腺发育不良，性功能减退，男性隐睾，小阴茎，女性阴唇、阴蒂发育不良或无阴唇、阴蒂。第二性征发育不良或发育迟，促性腺激素水平低。可发生营养性糖尿病。本病是非孟德遗传现象基因组印记的典型例证。

本病预后不良，应加强婚育的优生指导，应做产前诊断。

32 父母近亲结婚，智力低下、肥胖，要考虑什么疾病的可能？

要考虑唐氏综合征（21 三体综合征）的可能。唐氏综合征是人类最常见的一种染色体病，也是人类第一个被确认的染色体病，主要以身体和智力的迟钝为特征。这种病人通常存在先天性重度智力障碍。主要表现为严重的智力低下，智商多为 20~60，只有同龄正常人的 1/4~1/2。病人有独特的面部和身体畸形，一般有脸型圆满、两眼旁开、塌鼻梁、口小舌大、伸舌流涎、耳朵畸形等特征，同时还伴有蹼足、通关手、牙齿异常、先天性心脏病等一些其他畸形。病人在出生时即已有明显的特殊面容，且常呈现嗜睡和喂养困难。随着年龄增长，其智力低下表现逐渐明显，动作发育和性发育延迟。约 30% 病人伴有先天性心脏病等其他畸形，可在孕期通过唐氏综合征筛查进行产前诊断。多发生在近亲婚配的子女中。患唐氏综合征的孩子大多为严重智能障碍，并伴有其他问题，如白血病、消化道畸形等。通常生活不能自理，且寿命短，一般存活年龄只有 20~30 岁。

肥胖危害篇

据世界卫生组织（World Health Organization，WHO）估计，全球范围内肥胖人群（体重指数≥30千克/米²）超过6.5亿人，如果加上体重指数≥28千克/米²即列为肥胖症的国家，肥胖人数还要远超这个数。"五人行必有两胖友"已是常见现象。

胖乃百病之源，这话不是危言耸听。有研究表明，与体重正常的人群相比，肥胖人群无病寿命缩短3～8年，且过早死亡的风险约为体重正常人群的1.3倍。此外，肥胖还会增加包括2型糖尿病、心血管疾病、慢性肾病、肌肉骨骼疾病、感染等一系列疾病的患病风险。

最近，英国学者发表在《柳叶刀》子刊的一项根据10万多人的大型前瞻性队列研究数据显示，肥胖与心血管、代谢、消化、呼吸、神经、肌肉骨骼和传染病等21种疾病密切相关。在肥胖人群中，患有4种及以上肥胖相关疾病（复杂共病）的风险约为体重正常人群的12.39倍，且患病年龄大大提前。

肥胖究竟对人有哪些具体危害，本篇将一一为您解析。

1 肥胖是一种疾病吗？

肥胖是指机体总脂肪含量过多和（或）局部脂肪增多及分布异常，是由遗传和环境等因素共同作用而导致的慢性代谢性疾病。世界卫生组织（WHO）早在1948年就认定"肥胖本身就是一种疾病"。肥胖与各种慢性病的发生直接相关，包括糖尿病、冠状动脉粥样硬化性心脏病、高血压、阻塞性睡眠呼吸暂停综合征、骨关节炎、胆结石等，肥胖甚至与多种肿瘤的发生相关。此次全球新型冠状病毒感染爆发后，甚至有研究发现肥胖与新型冠状病毒感染的不良结局也相关。因此，肥胖是危及健康的万病之源，肥胖不是错，是病，得治！

2 为什么说腰带长寿命短？

根据脂肪组织在体内堆积位置差异，肥胖可分为皮下脂肪型肥胖（全身性肥胖）和腹型肥胖（内脏型肥胖）。其中腹型肥胖是危害最大的（见图27），因为腹型肥胖的罪魁祸首是内脏脂肪超标。腰围是衡量腹型肥胖简单且实用的指标。在我国，男性腰围≥90厘米，女性腰围≥85厘米可判断为腹型肥胖。腰围越大，意味着内脏脂肪越多。内脏脂肪相对于皮下脂肪而言是"坏脂肪"，它能产生严重的健康危害：①损害胰岛功能，更易导致或加重糖尿病。②影响胰岛素的降糖作用，诱发糖尿病或增加降糖难度。③增加心脑血管疾病患病风险。④引发相应器官病变：如脂肪肝、肥胖相关性肾病及肿瘤等。因此，要想活得长，还得"小蛮腰"。建议成人男性腰围不超过85厘米，女性不超过80厘米。

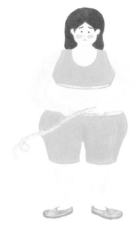

图 27　腹型肥胖

3　"吃得越饱，死得越早"是谣言吗？

随着生活水平的提高，美食的种类越来越丰富，很多人面对美食往往吃到实在吃不下了才停止进食。吃得过饱容易超出胃肠道的处理能力，会引起很多消化道问题，如消化不良、胃痛、胃胀，甚至是胰腺炎等严重的消化道疾病。此外，长期吃得太饱，会摄入过多热量，肥胖、糖尿病、心脑血管疾病等也都有可能会接踵而至。

那么，到底怎么吃才更健康？

（1）每餐吃七分饱。从健康的角度来看，每顿饭应该坚持七分饱，即略有饱腹感，对食物的热情已经有所下降，而且进食速度变慢，这时就是七分饱。七分饱所摄入的能量和营养已经足够维持日常活动，如果还接着吃就会有能量和营养过剩的风险了。为了更好地遵循七分饱原则，应注意以下几点：

第一，要把握正确的吃饭时间：一般来说早饭时间应在 7：00～8：00，午饭在 11：00～12：00，晚饭在 18：00～19：00。把握了正确的进食时间能更好地维持正常生理节律。

第二，要改变吃饭顺序：按照先喝清汤（比如蔬菜汤），再吃蔬菜、蛋白质类食物（比如瘦肉、鸡蛋等），最后吃主食的顺序，这样可以更好地帮助我们控制进食量。

第三，要控制吃饭速度：细嚼慢咽，每餐用时最好在 20～30 分钟，以防吃太多。

对于平时应酬多、经常胡吃海塞的人或是本身肥胖却自制力差的人，每天限制饮食并健康搭配可能比较难，因而可以选择每周两天的轻断食，不挨饿、助减重、更健康。

（2）轻断食的基本要求：①一周 5 天正常吃，2 天轻断食。②轻断食选择不连续的 2 天。③吃对食物，控制总热量。轻断食期间建议男性一天吃2511.51 千焦（600 千卡）的食物，女性一天吃 2092.93 千焦（500 千卡）的食物。轻断食到底如何断？在本书中将会专门对轻断食进行详细介绍。

 肥胖会引起猝死吗？

2021 年 3 月，网红吃播"泡泡龙"于海龙在拍摄公益片时猝死，享年 29岁。该事件在网络上引起了极高的关注度，当时他的体重高达 160 千克，直播称体重时，指针几乎被压爆转不动。其实早在 1 年前，他的粉丝中就有很多人指出他应该控制体重了，不然迟早出事。在他去世后，大家的留言聚焦在"注意身体减重，少熬夜"。近年来，经常看到青壮年在工作中猝死，我们发现除了长期熬夜，工作压力大外，这些猝死的人中有 70% 以上的人是肥胖体型，尤其是腹型肥胖。

肥胖为什么会导致猝死？是因为肥胖本身是一种代谢性疾病，长时间的肥胖会导致高血压、高血糖、高脂血症、心脑血管疾病和睡眠呼吸障碍等，而这些因素都是导致猝死的原因。

 没有健康的胖友，是真的吗？

目前研究显示：没有健康的胖友。很多人把肥胖的危害仅仅归为身材不好，穿衣不美，找工作、找对象不加分。在医师看来，肥胖是病，得治！胖友易出现心脑血管疾病的危险因素，如血脂紊乱、高血压、胰岛素抵抗等，即便是肥胖者目前暂时无代谢异常，但后续发生代谢异常和心脑血管疾病的风险也明显高于正常体重者。肥胖者甚至在没有出现代谢紊乱的时候，就已经出现了心脑血管疾病的早期改变——血管内皮损伤。根据脂肪分布部位不同，肥胖也有不同种类，其中腹型肥胖（又称内脏型肥胖）的个体健康状况更差。因而，对待肥胖，要有积极的态度。为了健康，减重刻不容缓。

6 为什么胖友易疲劳？

有些胖友抱怨，为什么我们吃得多、动得少，还每天觉得那么疲惫呢？所谓疲劳指的是极度的乏力，表现为躯体的无力感或精神的困倦，缺乏精力，注意力不集中和疲惫的复杂感觉。疲劳往往通过睡眠和休息无法得到缓解，严重影响了胖友的日常活动和生活质量。研究人员发现，疲劳和嗜睡与肥胖密切相关。疲劳与肥胖在胰岛素抵抗相关的疾病中非常普遍，肥胖人群疲劳的发生主要与代谢和心理因素有关，而躯体的疲劳可能与肥胖所导致的鼾症引发大脑缺氧有关。当然，许多的研究都提示疲劳与肥胖所导致的一系列代谢性疾病如糖尿病、高脂血症等都有密切关系。高脂血症往往引起血流速度减慢，血液黏度增加，从而引起大脑缺血、供氧减少，导致困倦。因此，随着体重增加，胖友们会觉得越来越容易疲劳。

7 胖友日间嗜睡是什么原因？

很多原因可引起日间嗜睡，比如夜间睡眠差、睡眠时间过短、营养不足、糖尿病、抑郁症等，但胖友日间嗜睡的主要原因是肥胖所导致的阻塞性睡眠呼吸暂停低通气综合征（obstructive sleep apnea hypopnea syndrome，OSAHS），阻塞性睡眠呼吸暂停低通气综合征的重要诱发因素为向心性肥胖。反之，阻塞性睡眠呼吸暂停低通气综合征亦可加重肥胖。晚上持续缺氧，睡眠质量差导致白天嗜睡，表现为学习工作时困倦，甚至在吃饭、交谈、开会时打瞌睡，严重者还可能发生交通事故等一系列社会问题。

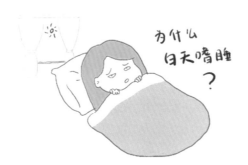

8 胖友为什么容易打鼾？

打鼾又称打呼噜，是指睡眠时由于鼻甲肥大、腺样体肥大，气道松弛、塌陷，舌根后坠、咽腔狭窄等，造成喉以上的上呼吸道狭窄，气流通过狭窄的上呼吸道使咽腔软组织颤动而发出的一种声音，是一种普遍存在的睡眠现象。严重的上呼吸道狭窄可引起睡眠呼吸反复暂停（又称阻塞性睡眠呼吸暂停），造成大脑血液缺氧，诱发各种心脑血管疾病。

肥胖病友咽喉部脂肪、舌头脂肪增加，舌头体积增大，容易出现上气道狭窄。在睡眠时，经常打鼾，鼾声大，影响他人休息，且对自身身体和心理健康造成危害，甚至发生睡眠呼吸暂停。有的病友因睡眠时，呼吸暂停引起睡眠低氧和睡眠结构紊乱，甚至血压升高，从而影响正常工作、学习。睡眠呼吸暂停病友可在睡眠中憋醒。

治疗打鼾的目的主要是要消除打鼾引起的睡眠低氧和睡眠结构紊乱，防止高血压、冠心病、卒中等各种并发症危及生命。有效的治疗可以减轻，甚至完全消除鼾声、睡眠时低氧和睡眠结构紊乱，并且可以控制或治愈多系统的并发症。控制饮食、加强运动锻炼以及减重可减轻本病的发生。

9 胖友打鼾可能面临哪些危险？如何识别？

鼾声如雷是睡得好、睡得香？非也。鼾症，也叫阻塞性睡眠呼吸暂停低通气综合征（OSAHS），常出现睡眠时打鼾，伴反复发生呼吸暂停、觉醒及低通气状态，夜尿增多，晨起口干、头疼，白天困倦、嗜睡，注意力不集中、记忆力下降、易怒，甚至出现焦虑、抑郁情绪。OSAHS可引发心脑血管并发症，甚至脏器损害。观察打鼾一族，多为"面子大、脖子粗、下颌短"的面相，其根本原因是肥胖造成了面部、颈部、肺以及胸壁解剖和生理的变化，咽旁的脂肪和相应的气道塌陷使得上气道阻力增加。而肥胖者过多的腹部脂肪也使得腹部压力增加，向上挤压膈肌，与增厚的胸部一起，造成了肥胖者胸膜腔压力增大。如何识别自己是否有鼾症呢？打鼾者往往不能自我察觉，需要家人识别。出现严重鼾症时建议及时到医院就诊，通过多导睡眠监测可以判定睡眠呼吸暂停的有无原因及程度。严重的阻塞性睡眠呼吸暂停需要以无创呼吸机正压通气来纠正夜间缺氧的状况（见图 28）。

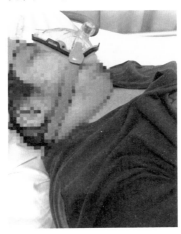

图 28　阻塞性睡眠呼吸暂停

10　反酸、呃逆与肥胖有关吗？

反酸、呃逆一般为胃食管反流病、食管裂孔疝的常见表现。有学者指出，胃食管反流的主要原因为一过性食管下段括约肌弛缓与食管裂孔疝的存在。饱食或摄取高脂饮食常引起一过性的食管下段括约肌弛缓，造成食管内胃酸反流。肥胖病友常易出现胃食管反流，原因有：

（1）食管下段括约肌松弛：胖友胃部压力较体重正常者高，食管下段括约肌松弛的次数也比体重正常者多。腰围越大，括约肌松弛越严重。

（2）胖友往往进食量较大，食物堆积在胃内使胃内压上升，当胃内压力超过括约肌阈值时，好像"溃堤"一样，导致胃酸反流。

（3）腹部肥胖者，常因腹部膈肌上抬，导致腹压增高，引发胃内容物（包括胆汁和胃酸）通过食管下段的贲门括约肌反流到食管，甚至进入口腔。

（4）肥胖或体重增加也会使腹压上升，引起食管裂孔疝。所以，肥胖或超重人群中胃食管反流者增加。

那么，有什么方法预防胃食管反流吗？对于胖友来说，首当其冲的依然是减重。其次，生活中应避免长时间增加腹压的行为和习惯，如穿紧身衣、束腹、束腰等。饮食方面可少食多餐，睡前 4 小时内不宜进食，必要时可将枕头垫高 10 厘米左右，戒烟、限酒、少饮咖啡等。

11 肥胖会伤肝吗？

肥胖既"伤心"又"伤肝"。常见疾病"脂肪肝"，顾名思义就是肝细胞内脂肪堆积过多，进而影响肝脏正常功能的疾病。我国脂肪肝的患病率高达 25% 以上，而在肥胖、代谢综合征、2 型糖尿病人群中，脂肪肝的患病率高达 50% 以上。

脂肪肝是怎么形成的呢？肝脏是人体代谢的重要器官，肠道吸收的脂肪会被运送到肝脏进行分解、转化，然后再运送到组织中储存。胖友们由于长期摄入大于消耗，肝脏内的脂肪含量过多，远超其负荷能力，脂肪的分解利用不畅，从而使脂肪在肝细胞内堆积，最后形成了脂肪肝（见图 29）。

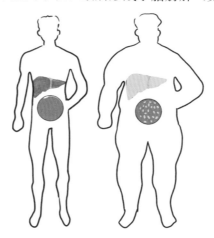

图 29　肥胖与脂肪肝

很多脂肪肝病友没有自觉症状，常于体检时发现。部分病友有右上腹不适、乏力、食欲差、便秘等症状，部分病友可出现肝大、脾大。如果脂肪肝没及时治疗，持续进展恶化，会出现脂肪性肝硬化，甚至肝癌。

诱发脂肪肝的因素有：体重短时间内增长过快、肥胖或超重，尤其是内脏型肥胖、高热量膳食、不吃早餐、常食夜宵、久坐少动、吸烟饮酒、甲状腺功能减退、睡眠呼吸暂停综合征、营养不良、有代谢综合征和脂肪肝家族史者。

另外值得注意的是，胖友们胆结石的发生率也比正常体重者要高。有数据表明，患有胆结石的女性中有 50%～80% 诊断为超重或者肥胖。这是因为肥胖者与正常体重者相比，体内胆汁酸中的胆固醇含量增加，超过胆汁的溶解度，久而久之就形成了胆固醇结石。肝胆不分家，胆结石如若造成胆道梗阻，也会加重肝脏的损害。

12 肥胖会"伤心"吗？

近年来，患有心脏疾病的年轻病友中，多是经常熬夜、工作压力大、肥胖的人。胖友由于外周脂肪的堆积，阻力增加，将导致血管腔内压力增高，久而久之可形成高血压。这种损伤在肥胖儿童、青少年及成人中均存在，是高血压发病的一个重要危险因素。高血压是冠心病的独立危险因素已被国内外大量研究所证明。胖友血液中的甘油三酯、胆固醇、低密度脂蛋白胆固醇浓度常常增高，更易引起冠状动脉粥样硬化性心脏病（冠心病）。我国每年新发生心肌梗死的病友达 50 万，这是个触目惊心的数字。所以，一定要牢记，"护心"先控重。

13 肥胖会伤肾吗？

肥胖的另一种忧伤就是伤肾，导致肥胖相关性肾病。早在 2017 年，"第 12 个世界肾脏病日"的主题为"肾脏病与肥胖"，意味着肾脏病与肥胖的关系不断受到关注和重视。根据国际肾脏病学会的数据资料显示，肥胖已经成为慢性肾脏病和终末期肾脏病的高危因子，肥胖或超重者发展为终末期肾病的概率为体重正常者的 2～7 倍，且胖友出现急性肾损伤也比体重正常者要更多见。肥胖通过直接和间接作用造成肾损伤。肥胖相关性肾病主要临床检查表现为符合肥胖诊断标准（国内采用体重指数 $\geqslant 28.0 \text{ kg/m}^2$）；尿液检查结果异常，如蛋白质尿，伴或不伴血尿。当胖友发现尿检异常，请到肾病专科门诊以确定有无肥胖相关性肾病。

肥胖相关性肾病的综合治疗措施包括：其一，控制体重。对于肥胖相关性肾病病友而言，将体重逐渐减少至正常范围是最基础和最有效的手段之一。在饮食方面，鉴于肾损伤或肾功能不全，肥胖相关性肾病病友需要限制蛋白质摄入量，且优质蛋白质摄入量占蛋白质总摄入量 50% 以上。鸡蛋、奶、肉或鱼等所含的动物性蛋白质和大豆所含的植物性蛋白质均是优质蛋白质来源。当然，如对蛋白质摄入量拿不准，建议前往医疗机构营养科制定可行性强的个体化减重饮食方案。在运动方面，基于科学性、安全性和个体性的前提下，肥胖相关性肾病病友根据自身健康状况和周围设施环境，选择适当的运动类型，遵循持之以恒和循序渐进原则。对于重度肥胖病友，建议在康复治疗师指导下进行个体化的减脂运动方案。其二，对于需要药物干预的部分肥胖相关性肾病病友，切勿擅自使用减重或降血压等药物，务必在临床医师或药师的指导下科学用药，以免加重肾损害。其三，大多数肥胖相关性肾病病友合并糖尿病、高血压、高脂血症或高尿酸血症等，应积极治疗其他合并症。

总之，肥胖伤肾非小事，大家需要给予足够重视和接受规范诊治。

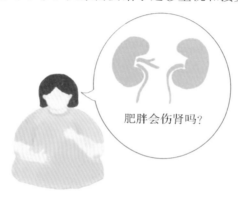

肥胖会伤肾吗？

14 胖友为何容易腰背痛？

日常生活中，我们会看到这样一种现象：当由木棍搭成的载物台，因载物过多时木质的支撑物就会嘎嘎作响，甚至木质支撑物裂开，载物台由此而倒塌。肥胖直接带来的体重增加，就如给自己的身体增加了"包袱"。由于过多的脂肪主要集中在上肢、胸腹、腰部，犹如载物一样，给下肢的组织、关节带来了沉重的负担，加之运动不适当，就容易引起腰椎、腰部肌肉、下肢关节的损伤，出现疼痛症状。

另外，人的重心一般都在脊柱前缘，基本处于人体横截面的中心位置，来维持我们人体的站立、行走等运动。对于胖友来说，由于腹部脂肪堆积过多，使人体的重心明显前移，为了维持正常姿势，不至于造成人体的上部前倾，腰、背肌就要加大牵拉力，即便在安静状态的坐位、站位时也是如此。腰、背肌长期处于紧张收缩状态，极易产生疲劳。随着肥胖程度的加剧，肥胖时间的延长，这种腰酸背痛的现象愈加严重。

腹部肥胖还会增加椎间盘的机械负荷，促进椎间盘退化的发生。同时，还会改变细胞内部环境，造成新陈代谢和炎症增加，从而影响椎间盘细胞的合成代谢，进而使椎间盘退化风险增加。

15 为何胖友经常出现关节疼痛？

　　近年来研究显示，肥胖对骨健康是把双刃剑。超重和肥胖可以通过脂肪重量、骨形成和骨髓微环境等多种机制对骨骼实施双重影响。脂肪对骨密度有阈值效应，适度肥胖通过一些物理、生物因素对骨骼有保护作用。但过度肥胖则有损于骨骼，尤其是腹部脂肪的过度堆积会促使炎症因子大量分泌，导致脂代谢紊乱和骨微结构的破坏，导致骨量减少。肥胖，尤其是重度肥胖者可导致关节疼痛，严重者发生骨关节炎（见图30）。骨关节炎是一种高发性的慢性疼痛性疾病，主要表现为关节进行性退化和关节内稳态遭到破坏。脂肪组织增加使软骨下骨弹性和骨小梁骨密度降低，软骨下骨的完整性变脆弱以及关节和软骨下腔室之间的屏障消失，最终导致各种细胞因子和脂肪因子与关节软骨直接接触，引起骨关节炎。

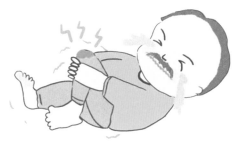

图 30　骨关节炎

　　体重增加使关节负荷尤其是膝关节负荷显著增加，加速软骨丢失和骨刺的形成。直接的外在损伤表现为人体姿势、步态以及行动模式的改变，而内在压迫病变为关节结构的磨损与退化。主要原因有：其一，肥胖会加重关节负担。肥胖是关节痛的重要危险因素之一，使关节结构加速磨损和老化，从而引起关节疼痛不适。其二，肥胖造成代谢异常。肥胖造成糖耐量异常和脂质异常而间接影响关节，造成关节疼痛不适。其三，饮食不当，尤其是大量进食膳食炎症指数高的食物如。研究发现膳食炎症指数与超重/肥胖之间存在相关性。其四，肥胖本身造成步态和姿势异常。庞大的体重造成人体生物力学发生变化，导致姿势和步态发生异常改变，久而久之会直接造成关节痛。

16 肥胖会增加肿瘤的患病风险吗?

答案是肯定的。经研究,胖友体内胰岛素水平和雌激素水平往往异常增高。脂肪组织不仅是储存能量的场所,还具有内分泌功能。脂肪组织中的芳香化酶可使肾上腺产生的雄激素转化为雌激素,成为胖友体内雌激素的一个来源。胰岛素有促进组织细胞增殖的作用,会增加肿瘤发生风险,而雌激素水平增高会增加雌激素依赖肿瘤如乳腺癌和子宫内膜癌的发生风险。肥胖年龄越早,患乳腺癌的风险越高,胖友患乳腺癌的概率是正常体重者的 3.5 倍。女性控制体重是预防乳腺癌和子宫内膜癌不可忽视的措施之一,尤其是更年期女性要降低子宫内膜癌的发病率就要控制体重,减轻肥胖的程度。高危人群一旦出现月经紊乱、绝经期延迟或者绝经后阴道异常出血,应及早去医院检查,早期排查是否患有子宫内膜癌。研究还发现:超重和胖友甲状腺癌发病风险分别增加 1.72 倍和 4.17 倍;体重指数每增加 5 千克/米^2,男性患食管癌、甲状腺癌、结肠癌、肾癌、肝癌、恶性黑色素瘤、多发性骨髓瘤、直肠癌的风险增加,而女性患子宫内膜癌、胆囊癌、食管癌、肾癌、白血病、甲状腺癌、绝经后乳腺癌、胰腺癌、多发性骨髓瘤的风险显著增加。因此,保持合理体重,有利于预防肥胖相关肿瘤的发生。

17 胖友易患"三高(高血糖、高血压、高血脂)"吗?原因何在?

胖友容易发生高血糖、高血压和高血脂,即所谓的"三高"。究其原因,是因为胖友多有胰岛素抵抗。胖友的细胞和血液里有过多脂肪酸,为了搬运这些"脂肪酸",胰岛只好拼命"加班"分泌胰岛素,所以,胖友的胰岛素分泌比正常人高(见图 31)。胰岛素抵抗,意味着本来 20 单位胰岛素就能将糖转化,现在需要更多的胰岛素才能完成任务。其次是细胞对胰岛素的反应越来越不敏感,肥胖会导致胰岛素抵抗,胰岛素抵抗又可加剧肥胖。与胰岛素抵抗相关的多种代谢紊乱可导致心脑血管疾病。生活中,我们也经常看到,一些肥胖的"三高"病友,在控制了体重后,控制"三高"的药物使用剂量显著减少,甚至停用。因此,为预防和控制"三高",应该抓住体重管理这个核心。

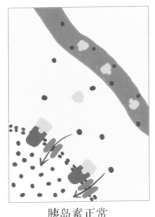
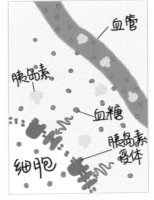

胰岛素正常   胰岛素抵抗

图 31　胰岛素抵抗

18　肥胖一定会诱发痛风吗？

　　肥胖并不一定诱发痛风，但肥胖容易造成高尿酸血症或痛风等慢性代谢性疾病。痛风是嘌呤代谢障碍的疾病，按病程可分为无症状高尿酸血症期、急性期、间歇期和慢性期。鉴于胖友的饮食大多存在高热量、高脂肪、高蛋白和高嘌呤四大特点，导致尿酸来源增多，从而容易引发高尿酸血症和痛风。需要注意的是，如胖友们进食明显减少导致饥饿感强烈，或者长期使用生酮饮食，也会导致减重期间血尿酸突然升高而出现高尿酸血症。

19　肥胖与高尿酸血症和痛风之间是什么关系？

　　胖友易发生高尿酸血症和痛风。肥胖不仅是痛风的高危因素，也是痛风越来越年轻化的重要原因。究其元凶，依旧是胰岛素抵抗。胰岛素抵抗可使肾脏排泄尿酸的能力下降。也有部分遗传性肥胖者缺乏嘌呤代谢的酶而导致高尿酸血症或痛风。早在 20 世纪 80 年代，国外就有学者发现胖友常同时患有高尿酸血症、高血压、高甘油三酯血症等疾病，并提出代谢综合征的概念，建议将高尿酸血症纳入代谢综合征的诊断，认为代谢综合征的人群更容易发生心脑血管疾病，其发生代谢紊乱的原因为胰岛素抵抗。用一个形象的比喻解释肥胖更容易引起胰岛素抵抗的原因：靶面积增大而打靶的子弹不足或哑弹较多。故减重同样是高尿酸血症和痛风的重要防治措施。

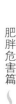

20 肥胖可致残吗？

要了解肥胖是否致残，首先需要了解残疾的定义和常见的致残原因。残疾是指由于疾病、意外伤害等各种原因所致的人体结构、生理功能的异常或丧失，从而导致部分或全部丧失正常的生活、工作和学习的能力，无法履行其日常生活和社会功能。常见的有视力残疾、听力语言残疾、智力残疾、肢体残疾以及精神残疾。

中国残联发表的数据显示，我国每年新增残疾人约 200 万人，而成年人由慢性病导致的残疾占 56%。《国家残疾预防行动计划（2021—2025）》为防"残"于未然提供指引，其中，加强慢性病致残防控成为一项重要措施。最常致残的慢性疾病有关节炎、糖尿病、高血压、脑卒中。而这些病往往和肥胖有关联。此外，肥胖常和焦虑、抑郁并存。严重的焦虑症、抑郁症可以导致精神残疾。综上所述，即便肥胖不直接致残，但与肥胖密切相关的诸多疾病确有较高的致残、致死率。

21 肥胖催人老，是真的吗？

此话不假，肥胖真的催人老。研究人员发现肥胖者更容易患上通常在老年人中才高发的疾病，例如：基因组受损、免疫系统减弱、认知能力下降、2 型糖尿病、阿尔茨海默病、心血管疾病、癌症等。原因是肥胖和衰老的发展机制非常相似，从分子水平来看，肥胖还可以直接加速衰老。美国有研究显示，65 岁前的中年人腰围越粗，体重指数越大，大脑的衰老就越快。也有研究显示，体重增加可使肝脏加速衰老，体重指数每增加 10 千克/米^2，肝脏的表观遗传年龄增加 3.3 年。另外，肥胖还会通过不同的免疫细胞来加速免疫系统的衰老，并且不一定随体重减轻而逆转。从此点看，肥胖造成的某些损害是不可逆的，因此，从孕育孩子开始，就要将预防肥胖纳入规划。

22 肥胖会导致心理疾病吗？

肥胖会导致心理疾病，心理疾病也会导致肥胖，两者常互为因果。流行病学调查显示，不同心理情况的超重/肥胖率如下：双相情感障碍为 30%；精神分裂症为 30%～70%；抑郁障碍为 20%～50%；暴食症为 41.7%。国外有调查显示，在超重人群中，焦虑抑郁的发病率增加，焦虑抑郁与肥胖之间存在着双向关系。肥胖的青少年更倾向出现焦虑、抑郁情绪。超重病友由于体重大、易疲惫以及运动和社交能力缺乏，更易出现抑郁、焦虑情绪。曾有研究者对抑郁和肥胖关系的文献进行了总结，发现有 80% 的研究表明肥胖更易导致抑郁情绪；53% 的研究表明抑郁情绪可导致肥胖。也有学者发现在低收入水平、青中年以及合并其他躯体疾病为主的女性超重者患抑郁、焦虑障碍比例显著增加。近年来，更有研究表明，肥胖与抑郁焦虑情绪呈正相关，肥胖增加了抑郁症患病风险 55%。其原因可能与瘦素水平、免疫炎症机制、微生物机制、遗传机制等有关。

23 胖友为什么更容易喘不上气来？

通常，中度肥胖的人群在运动期间或运动之后，容易出现呼吸困难、胸闷的症状，尤其是重度肥胖者，即使不动也会有胸闷、呼吸不畅，甚至气喘吁吁等表现。究其原因，主要有：①中重度肥胖者腹腔、纵隔和胸壁上的脂肪堆积过多，会限制呼吸肌的活动，导致腹压增高。②肥胖导致肺通气功能障碍即肥胖低通气综合征，有呼吸困难、烦躁、疲乏和发绀等临床表现。③随着人体的重量增加，心排血量减少，肥胖会导致心功能负担加重，从而出现喘气的症状。因此，改善喘气等呼吸困难症状，关键在于控制体重至正常范围。"要轻松，先甩肉"，绝对没错！

24 一些胖友为何颈部、腋下等部位皮肤会发黑？

在营养门诊，我们常见到胖友脖子、腋下、腹股沟等部位局部皮肤增厚、变黑，这就是所谓的黑棘皮病，又称为黑角化病，是一种皮肤色素增生、角化过度、天鹅绒样增生或疣状改变的疾病，好发于颈部、腋下或腹股沟等皮肤褶皱部位（见图 32）。针对肥胖人群，黑棘皮大多因胰岛素抵抗所致，也称为假性黑棘皮病。

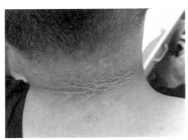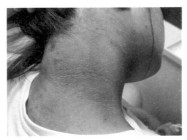

图 32 黑棘皮病

需要强调的是，研究发现黑棘皮病造成血糖异常风险增加 50%～100%。针对青春期或 10 岁以后的无症状超重/肥胖青少年人群，2021 年美国糖尿病协会推荐将与胰岛素抵抗相关的黑棘皮表现列为进一步进行糖尿病筛查的"风向标"。因此，黑棘皮病是糖耐量受损或糖尿病前期一个易于被识别的临床标志。

25 为何胖友的血 25 -羟维生素 D 水平经常很低？

25 -羟维生素 D [25 - hydroxyvitamin D，25（OH）D] 是维生素 D 在体内的主要储存方式，是用来检测人体内维生素 D 水平的较好指标，反映机体维生素 D 的营养状态。现有大量研究发现 25 -羟维生素 D 水平与肥胖程度呈负相关。

临床发现，肥胖者血清 25 -羟维生素 D 水平常明显低于正常范围，主要原因有二：

（1）合成维生素 D 的原料不足：内源性维生素 D 的原料主要由皮肤内的 7 -脱氢胆固醇经紫外线照射而生成，而大多胖友因为怕热，几乎足不出户，导致机体合成维生素 D 不足。部分爱美的胖友在外出前会做好全副武装，撑遮阳伞或者涂抹防晒霜，殊不知在遮挡阳光的同时，也阻止绝大多数维生素 D 在皮肤合成。

（2）体内分布不均：因胖友体内脂肪常常超过正常范围，而作为脂溶性维生素的维生素 D 又主要储存于脂肪组织内，所以血清维生素 D 水平较低。一般认为 25 -羟维生素 D 的值＜ 50 纳摩尔/升为维生素 D 缺乏，在 50～75 纳摩尔/升之间为维生素 D 不足，在 75～250 纳摩尔/升之间为维生素足够。

26 肥胖与新型冠状病毒感染之间有什么关系？

自 2020 年年初起，新型冠状病毒（corona virus disease 2019，COVID - 19）席卷全球，主要累及老年人及慢性病人群，肥胖者也不例外。越来越多的研究发现，肥胖是新型冠状病毒感染主要的危险因素之一，可能仅次于年龄。胖友感染新型冠状病毒后临床症状往往更严重，更容易出现发热、咳嗽和呼吸困难等，且易伴发心动过速和低氧血症。与正常体重人群相比，胖友感染 COVID- 19 住进重症监护室或死亡的风险更高，且体重与新型冠状病毒感染的关系在年轻人和男性中更为明显。研究发现，肥胖可影响新型冠状病毒感染的发生、发展及预后，主要作用机制为影响病毒的传染性、增加人类血管紧张素转换酶Ⅱ的表达、激活哺乳动物西罗莫司雷帕霉素靶蛋白通路、使免疫系统更易受损，从而加剧炎性反应。因此，控制体重是降低新型冠状病毒感染严重并发症的可行办法之一。

27 胖妈妈生出来的孩子长大了也容易变成胖友吗？

有科学家发现，和体脂率正常的女性相比，孕前肥胖的女性所生的孩子更容易出现低体重或巨大儿，患先天性缺陷、新生儿窒息、新生儿低血糖以及新生儿死亡的风险均高于体重正常母亲所生的孩子。同时，其子女未来发生肥胖的风险也明显增加，同时有更大的概率罹患认知行为障碍、过敏、哮喘、高血压、糖尿病、冠心病等。

所以，母亲的宫内环境是影响孩子长期健康的一个关键因素，母亲健康的体重和代谢状况对后代的生命质量至关重要。

28 胖妈妈真的容易发生妊娠糖尿病吗？

是的。妊娠期间的糖尿病有两种情况，一种为妊娠前已确诊患糖尿病，称"糖尿病合并妊娠"；另一种为妊娠前糖代谢正常或有潜在糖耐量减退，妊娠期才出现或确诊的糖尿病，称为妊娠糖尿病（gestational diabetes mellitus, GDM）。

发生妊娠糖尿病的原因是多方面的，比如说高龄妊娠、糖尿病家族史、多囊卵巢综合征、内分泌等原因，肥胖也是妊娠糖尿病的一个高危因素。因为肥胖的准妈妈体内的脂肪细胞肥大，对胰岛素的敏感度较低，这就加重了胰岛的工作负荷。有些女性在怀孕后吃得太好，控制不住体重，从而患上糖尿病。因此，要降低患妊娠糖尿病风险，饮食摄入应合理，严格控制体重增长在适宜范围内。

29 肥胖会影响生育吗？

肥胖会影响男性和女性的生育能力。

肥胖者容易出现高血压、高血糖、高脂血症等代谢紊乱，高脂血症往往会导致动脉硬化，甚至造成阴茎勃起功能受损。同时，常用的他汀类降脂药也有引发勃起功能障碍的风险。血糖高也会影响性生活，长期的高血糖会引起血管内皮损伤，形成动脉硬化。会阴部的动脉硬化可能影响海绵体的供血，进而导致勃起功能障碍。随着糖尿病病程延长，周围神经病的累积范围扩大，涉及生殖器官，也会引起阳痿、早泄等情况。年龄越大，病程越长的糖尿病病友，发生阳痿的概率越大。长期高血糖导致神经病变，不仅影响射精功能，还会导致精液量减少，甚至是逆行射精。此外，肥胖本身也会导致男性体内雌激素水平升高，雌激素水平升高会干扰雄激素功能的发挥，进而影响男性的生育功能。

正常成年女性的腰臀比（WHR）小于 0.85。有研究显示，女性腰臀比每增加 0.1，会使成功受孕的概率下降 30%。可见，肥胖一定会影响生育。肥胖可导致胰岛素抵抗，引起一系列肥胖相关并发症的发生、发展，其中包括多囊卵巢综合征（见图 33）。在超重/肥胖人群中，多囊卵巢综合征的患病率高达 28.3%，明显高于正常体重人群（6.5%）。多囊卵巢综合征是一种多系统的、复杂的生殖代谢综合征，可出现稀发排卵或不排卵、闭经、不孕，成为育龄女性不孕不育重要原因之一。肥胖亦可加重多囊卵巢综合征的病情，减重可以改善月经和排卵，有助于受孕。通过减重，30% 的多囊卵巢综合征病友可恢复排卵，自然受孕。同时，也可以提高体外受精-胚胎移植（又称"试管婴儿"）的成功率。一般建议肥胖型多囊卵巢综合征病友应减重 5%～15% 或更多。

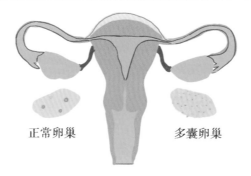

正常卵巢　　　　　　　多囊卵巢

图 33　多囊卵巢综合征

30　肥胖对后代有影响吗？

肥胖是后代健康的杀手，影响深远。《美国国家科学院院刊》中一项研究显示，母亲营养过剩，会将肥胖和代谢障碍传给直系后代，甚至祸及三代。父母是肥胖者，子女后继成为肥胖者的概率高达 70%～80%；父母有一方是肥胖者，子女肥胖概率为 40%～50%；而体重正常的父母生育的后代发生肥胖的概率仅 10%～14%。从受精卵起到两岁婴幼儿期的 1000 天里，个体基本完成早期生命发育编程。基于早期生命发育编程，母体肥胖会对后代产生一系列远期不良健康影响，包括终身肥胖和代谢异常的风险。其中，代谢异常包括胰岛素抵抗增加、高血压和血脂代谢紊乱，同时还可能出现行为问题和哮喘。研究还发现肥胖引起的母亲肠道微生物群变化可能与后代的认知障碍有关。肠道菌群微生物系统被认为是在出生时或出生后不久建立的，在出生时可携带母体的部分菌群，出生后可被环境中菌群所影响。因此，为了子代的健康，让我们成为体重正常的准妈妈吧！

31 儿童肥胖会影响身高吗？

肥胖是否影响儿童的最终身高，目前尚无明确结论。近年来，有研究表明，肥胖儿童骨龄较正常儿童提前 0.5～2 岁不等，这意味着身高生长会提前结束，并可能影响其成年后最终身高，肥胖儿童的最终身高比正常人矮了 0.57 厘米。但也有学者对儿童身高进行纵向观察，发现肥胖者在青春期由于骨龄发育提前，这一时期其生长发育较正常儿童快，在青春期前的平均身高比正常儿童高，肥胖男童体重指数每增加 1 千克/米^2，相应身高增加 0.28 厘米，但青少年时期有一个明显生长减慢期，这个时期体重指数每增加 1 千克/米^2，相对应的身高矮 0.88 厘米，最终并不影响其成年身高。大多数学者认为肥胖将影响骨龄，导致骨龄提前，造成骨骼的干骺端提前闭合，影响肥胖儿童最终身高。因此，建议肥胖儿童规律监测骨龄变化以判断是否超前，必要时，在医师指导下进行干预治疗。

32 肥胖会影响智力吗？

关于肥胖是否影响智力，没有定论。但有研究显示，中心性肥胖与动脉粥样硬化等心血管疾病关系密切，对认知将产生影响，过度肥胖会导致认知下降。麦克马思大学汉密尔顿健康科学研究院的研究人员在顶级学术期刊 *JAMA Netork Open* 上发表的一项历时 8 年，纳入 9189 位受试者的研究显示：在校正其他心血管危险因素、受教育程度、心脑血管损伤等混杂因素后，体脂的含量，尤其是内脏脂肪的含量与认知障碍存在着明显的正相关。广州市也曾对 1090 名中小学生进行智力水平检测发现，超重/肥胖儿童智力水平显著低于非超重肥胖儿童。肥胖程度越高，对认知与智力的影响越大，轻度肥胖对儿童认知与智力的影响则无明显差别。由此看来，人们常说的"减肚子，长智慧"也不无道理。

33 男孩肥胖会导致什么严重问题？

《中国居民营养与慢性病状况报告（2020）》发布的数据显示，儿童和青少年超重/肥胖问题日益凸显，6～17 岁的儿童青少年有近 20% 存在超重/肥胖，6 岁以下的儿童超重/肥胖率达 10%。肥胖对男孩健康的影响主要有：①因体重过重造成关节和承重部位损害，比如扁平足、膝内翻或脊柱侧弯等畸形，造成运动系统功能障碍（骨骼发育障碍或运动骨骼损伤）。②导致心脑血管疾病内分泌和代谢异常，阻塞性睡眠呼吸暂停综合征、哮喘等呼吸系统疾病及脂肪肝等慢性非传染性疾病发病率明显上升。③导致乳房发育、隐睾、隐匿阴茎、阴囊发育不全、肥胖相关性肾病等疾病发病率明显上升。④引起抑郁、焦虑等心理问题。肥胖对儿童青少年的身心健康产生诸多危害，不容忽视。

34 女孩肥胖会导致什么严重问题？

儿童肥胖不仅增加高血压、高脂血症、2 型糖尿病、脂肪肝、代谢综合征等慢性疾病发病，还会增加成年期慢性疾病的患病风险。针对肥胖女孩而言，由于脂肪的过量堆积可导致脂肪细胞芳香化酶活性增加，使肾上腺雄激素转化为雌激素，明显增加，刺激骨骼发育，使骨龄超前，从而影响成年后最终身高。另外，当肥胖女孩体内脂肪含量达到一定量时，会使性腺轴的启动时间提前，影响青春期激素水平，使乳房发育，阴毛生长和腋毛生长等性发育提前或加速进行。需要注意的是，女孩肥胖亦可能增加初潮后月经紊乱风险，导致成年期多囊卵巢综合征的发病率增高。

肥胖治疗篇

肥胖的发生是多因素所致，因此，肥胖的治疗需要运用多种措施和手段，包括教育、饮食、运动、生活方式及心理的干预，中医疗法（包括针灸、埋线）及药物治疗作为辅助治疗，减重手术是治疗重度肥胖的有效手段。肥胖的并发症涉及全身多系统，肥胖的管理需要营养科、内分泌科、呼吸科、代谢减重外科、麻醉科等多学科团队的合作，并进行全病程管理。

除了继发性肥胖要去除原发因素或治疗原发病外，由于肥胖发生的根本原因是营养过剩，所以要减重，一定要造成能量摄入和能量消耗的能量亏损，否则无从减重。

生活方式干预包括纠正不良生活习惯、控制饮食（医学营养减重）和加强运动，这是减重的基础。无论是使用减重药物，还是选择减重手术，或是采用一些减重新技术如胃水囊治疗等，都必须建立在生活方式改变的基础上，特别是控制饮食。俗话说"七分吃三分练"，不节食而光靠增加运动量来减重是不现实的。不同饮食模式的选择应根据胖友的性别、年龄、体重指数和体力活动水平而个体化选择。下面，我们收集了减重过程中可能遇到的方方面面的问题分享给各位胖友。

1 有没有可治愈的肥胖？

肥胖是一种病，它也是许多慢性非传染性疾病发生/发展的基础。超重/肥胖已成为我国最严重的公共卫生问题之一，成年人中每 2 人就有 1 人超重/肥胖，6～17 岁人群中每 5 人就有 1 人超重/肥胖，6 岁以下的儿童中每 10 人中就有 1 人超重/肥胖。肥胖带来了巨大的疾病负担和经济负担。那有人不禁会问，我们难道不能治愈肥胖，并最终彻底消灭肥胖呢？

肥胖的形成并非一朝一夕，对肥胖的认识也经历了漫长的历程。从生物学角度来看，肥胖是由于饮食、身体活动、遗传因素、内分泌疾病等原因造成。体重管理的总体原则是：合理减重，降低健康风险；预防体重反弹；治疗已经出现的肥胖并发症；树立持续终身体重管理的观念；建立健康的生活方式；体重达标后，做到吃动平衡。

目前治疗肥胖的方法有生活方式干预（控制饮食、增加体力活动、认知行为干预）、药物治疗、代谢手术治疗。对于通过生活方式难以实现的减重，可以考虑药物或手术治疗，国内获准临床使用的药物是奥利司他。对于减重手术，只针对体重指数≥32.5 千克/米^{2}且有合并症（如糖尿病），或者体重指数≥35 千克/米^2，无论是否有合并症，经生活方式干预和内科减重治疗长期无效，且有外科手术减重意愿的，可考虑手术治疗。

只要吃动不平衡，能量摄入大于能量消耗，管不住嘴，迈不开腿，就会有肥胖。所以，没有可消灭的肥胖，但有可控制的体重以及可追求的健康。每一个胖子都是潜力股，瘦下来定会让人惊艳。

2 医学营养减重有哪些常用的方法？

根据《中国超重/肥胖医学营养减重指南（2021）》，医学营养减重最常见的饮食方案有高蛋白饮食、限能量平衡膳食、间歇性能量限制、生酮饮食、低碳水化合物饮食、低血糖指数饮食、终止高血压饮食、地中海饮食、时间限制饮食法、代餐食品减重等，各种减重方法在后文中均有详细介绍。当然，所有的减重方法，都需要配合适当的运动，这也就是我们通常所说的生活方式干预。

3 什么是高蛋白饮食减重法？

高蛋白饮食是一类每天蛋白质摄入量超过每天总能量的 20%或每千克标准体重每天 1.5 克，但一般不超过每天总能量的 30%或每千克标准体重每天 2 克的饮食模式（见图 34）。对于单纯性肥胖以及合并高甘油三酯血症、高胆固醇症者采用高蛋白饮食较正常蛋白饮食更有利于减轻体重以及改善血脂情况，并有利于控制减重后体重的反弹。各位胖友千万不要看到高蛋白饮食等字样就开始牛肉、鸡排不节制地吃了，高蛋白饮食不是让你光吃肉类，因为肉类，特别是肥肉主要是脂肪，而红肉也是含有较多脂肪的。营养师会将蛋白质供能比控制在 20%～30%，这其中有一部分会以乳清蛋白粉来提供，因为乳清蛋白粉的脂肪含量远远低于蛋白质类食物的，而且乳清蛋白粉富含人体必需氨基酸，种类齐全，比例恰当，营养价值高；此外，乳清蛋白粉中支链氨基酸含量丰富，最利于人体内蛋白质合成。在门诊，我们也经常看到一些盲目自行高蛋白饮食的胖友，尤其是高尿酸血症或痛风的病友，他们大量吃肉后，血尿酸明显升高，有的甚至诱发痛风急性发作。

最后要特别注意的是，合并慢性肾脏疾病的病友不能采用此种方法来减重。

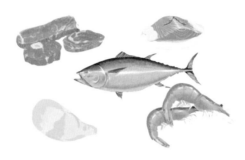

图 34　高蛋白膳食

4　什么是间歇性能量限制减重法？

间歇性能量限制即轻断食，它是按照一定规律在规定时间内禁食或给予有限能量摄入的饮食模式。不仅对减重有效，而且对代谢性疾病也具有重要作用。以前常用的方式包括：隔日禁食法（每 24 小时轮流禁食）、4∶3 或 5∶2（在连续/非连续日每周禁食 2～3 天）等。在轻断食的禁食期，能量供给通常为正常需求的 0%～25%。轻断食减重方案中最常用"5∶2 轻断食"，即每周中不连续的 2 天每天只摄取 2092.93 千焦（500 千卡）（女性）或 2511.51 千焦（600 千卡）（男性）能量的食物，其余 5 天相对正常饮食（不是暴饮暴食）。轻断食并没有严格的规定要求必须是哪 2 天，只要是在 7 天中选择不连续的 2 天即可。在权威减重指南《中国肥胖预防和控制蓝皮书》中，这种饮食控制减重法受到推荐，蓝皮书明确指出"5∶2 轻断食"可以改善代谢并减轻体重，没有严重不良反应。

轻断食的益处：研究表明轻断食带来的好处远不止于瘦身减重，还能减轻炎性水平、增强免疫力、改善代谢指标（如血糖、血脂）等，此外，还可以降低血压、改善心率、改善胰岛素抵抗等。

轻断食的目标人群及禁忌人群：轻断食减重法适合于肥胖成人，特别是合并高血压、高血糖、高脂血症等。禁忌人群则包括妊娠期及哺乳期的妇女、心功能不全者、脂肪肝以外的肝病病友。当然，有任何形式的营养不良以及处于生长发育期的儿童及青少年就更不建议断食。

具体操作方法：很多人认为断食日这天就是啥都不吃，不是的！这个时候虽然营养师限制了您的摄入热量，但是会最低程度地保证您的营养。另外，足够的饮水也很重要。

非断食日则是相对正常饮食，不要尝试连续长时间的极低热量饮食，因为长期热量摄入过低会导致基础代谢率降低，导致您的体重更加难以下降。当然，非断食日也不是让您无节制地吃，非断食日时的饮食还是得遵循"三低一高"的原则，即低脂肪、低热量、低血糖指数以及高蛋白质。

5 什么是限能量平衡膳食减重法？

所谓限能量平衡膳食，是指在目标能量摄入基础上每天减少能量摄入2092.93～4185.85 千焦（500～1000 千卡），或者说在推荐摄入量基础上减少1/3 总能量，而碳水化合物、蛋白质和脂肪供能比和均衡膳食无异。这种膳食模式是一种通用型的膳食，针对除限能量平衡膳食减重法以外的其他膳食方式都效果不佳的胖友，适合于青少年/儿童、老年、更年期、孕期肥胖的人群。研究者发现限能量平衡膳食是非常有效的管理体重的方法，能够减轻肥胖者体重，降低体脂含量，进而减轻机体炎症反应，减少心血管疾病的危险因素，还可以改善睡眠。

另外，在执行过程中，使用这种减重膳食模式的胖友们减重减得不是很痛苦，只要做到比平常吃的量少1/3 即可。每天正常吃的食物都可以吃，只是数量有所减少。而主要减少的是油和主食。蛋白质食物不减或减少不多，这样的饮食方式比较便于长期坚持。同时这种膳食模式针对一些吃得特别多的胖友，可先在原有食量的基础上减一点，适应后再继续减一点，让身体逐渐适应。

还有，在用其他的方式快速减重后，可以用限能量平衡膳食进行长期的坚持，帮助胖友度过快速减重期之后的代谢效应。

6 什么是生酮饮食减重法？

生酮饮食是极低碳水化合物饮食的极特殊类型。1921 年，美国梅奥诊所的 Wilder 医生首先提出生酮饮食（高脂肪、低碳水化合物饮食），模拟了饥饿的代谢效果，可以很好地控制小儿癫痫发作。而生酮治疗新时代的开始得益于一位好莱坞制片人——亚伯拉罕，他的儿子查理患顽固性癫痫，坚持生酮饮食多年，能上学，也过着正常幸福的生活。在其推广过程中，这种饮食模式被观察到可以迅速减重，那生酮饮食具体是什么呢？我们知道，《中国居民膳食指南》所推荐的平衡膳食营养素的能量占比为：脂肪 20%～30%，蛋白质 10%～15%，碳水化合物 50%～65%。而生酮饮食则将脂肪供能比提高到 70%～80%，碳水化合物供能比降至 5%～10%，也就是一个极低碳水化合物、中等蛋白质、高脂肪的饮食结构。生酮饮食的好处主要有体重迅速下降，患糖尿病、心血管疾病及代谢综合征的风险下降等。

当然，执行生酮饮食有 3 个原则：①什么都可以吃，但重点是碳水化合物的摄入量要严格控制，碳水化合物摄入量每天必须少于 50 克，其实光是执行低碳水化合物饮食，就可以获得生酮饮食 70% 的好处，要求不吃米面制品、土豆、红薯、香蕉等碳水化合物多的食物。②摄取足够的蛋白质，但不能过量，尽量选择深海鱼、牛肉等非养殖类的肉类。鸡蛋含有天然维生素，可以提供蛋白质和脂肪，可以食用。总之，蛋白质的要求是适量就行。③多吃好的油脂。不吃碳水化合物，且多吃好的脂肪，体内才有可能生酮，这两者缺一不可。好的脂肪包括：草饲黄油、冷压橄榄油、冷压椰子油、中链脂肪酸油等，特别要注意的是中链脂肪酸油是不能用于烹煮的。而生酮饮食的水果要求以牛油果及有机深色莓果类（蓝莓、黑莓、覆盆子、蔓越莓等）为主，禁止香蕉、芒果等糖分高的水果。

总结起来，生酮饮食期间不可以吃的食物：所有的主食，包括米饭、面条、包子、汉堡、饺子、汤圆、面食等；所有的甜食，包括糖果、蛋糕、面包、饮料、酸奶等；淀粉类蔬菜，包括土豆、藕、玉米、山药、豆类；几乎所有的水果（牛油果、草莓、蓝莓除外）；绝大多数的坚果（核桃、巴旦木、夏威夷果除外）。

生酮饮食的适合人群：癫痫病友、肥胖的多囊卵巢综合征病友、碳水化合物嗜好症病友以及部分肥胖的糖尿病病友。而不适合人群则有：血脂异常、肝肾功能下降、痛风、高尿酸血症、胆结石和胆囊炎、泌尿系统结石、骨质疏松症、抑郁症和精神疾病病友以及老年人、孕妇和乳母等。

生酮饮食作为网红饮食方法，有人说好，也有人说不好。那生酮饮食有没有副作用呢？当然有，最常见的副作用是血脂升高、皮疹、肾结石、高尿酸血症、维生素及微量元素缺乏以及膳食纤维缺乏导致便秘，还有一点，减重后反弹率高。生酮饮食一旦停止，如果人体重新摄入较多的碳水化合物，体重就会出现反弹，甚至可能变得比之前更胖。大多数人在结束这种减重方法后一年之内，体重反而比减重之前增加了。另外，有很多营养学家提示：长期生酮饮食可能会对健康造成损害，甚至增加死亡率。

7 什么是 DASH 饮食？

DASH 饮食即终止高血压饮食，是指由美国国立心肺血液研究所于 1997 年制定一项大型高血压防治计划发展而成的膳食模式（见图 35）。

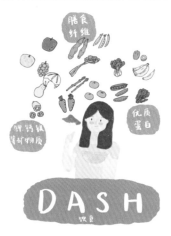

图 35　DASH 饮食

DASH 饮食的目的在于降低血压。在最佳心脏饮食和最佳健康饮食的榜单中与地中海饮食并列第一。因钾、钙、蛋白质和膳食纤维是预防和降低高血压的关键营养素，而水果、蔬菜、全谷类食物为钾、钙和膳食纤维丰富的食物来源，瘦肉、低脂乳制品为优质蛋白质丰富的食物来源。DASH 饮食正是通过科学的膳食结构以增加钾、钙、蛋白质和膳食纤维营养素的摄入，达到预防和控制高血压的目的。从饮食特点分析，DASH 饮食强调多摄入水果、蔬菜、全谷类、瘦肉和低脂乳制品，限制摄入富含饱和脂肪酸的肥肉、全脂奶制品、棕榈油等热带植物油、糖果以及含糖饮料。当然，DASH 饮食中最关键的环节为低钠。《中国居民膳食指南（2022）》推荐健康成年人每天推荐食盐摄入量应不高于 5 克，而 DASH 饮食将每天推荐食盐的摄入量降低到 3～4 克。

与常规饮食相比较，研究发现 DASH 饮食也能有效降低超重/肥胖者的体重、体重指数和脂肪含量。

8 什么是地中海饮食?

20世纪60年代，Keys等首次提出地中海饮食模式。2020年1月，美国的权威排名机构《美国新闻和世界报道》杂志公布了新一期全美饮食法的排名榜单，其中"地中海饮食"在最佳饮食排名中荣获冠军。被誉为"全球最健康饮食模式"的地中海饮食泛指西班牙、意大利、法国和希腊等地中海周边国家的健康、清淡、简单而又营养全面的饮食风格。地中海饮食以全谷类、豆类、蔬菜、水果和坚果等植物性食物为主，鱼、海产品、家禽、蛋、乳制品适量食用，红肉及其产品少量食用。食用油主要为橄榄油，另外，饮酒主要推荐红葡萄酒，适量饮用。此外，还要坚持多喝水、多锻炼的健康生活方式（见图36）。该饮食的营养特点：脂肪供能比为25%～35%，且饱和脂肪酸摄入量低（7%～8%），而不饱和脂肪酸摄入量较高。研究发现，与常规饮食相比，地中海饮食能有效降低超重/肥胖、糖尿病、代谢综合征病友及产后恢复期女性的体重。

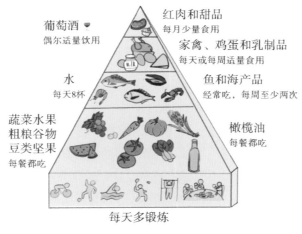

图36　地中海饮食膳食宝塔

9 什么是江南饮食?

2021年2月25日正式发布的《中国居民膳食指南科学研究报告（2021）》中第一次提到了"江南地区饮食模式"，即江南饮食。被美誉为"中国最健康饮食模式"的江南饮食特指浙江、江苏、上海等长江中下游地区居民长期形成的饮食结构。从营养学分析，江南饮食具有"五多三少"特点：五多是指多白肉、多坚果、多粗粮、多果蔬和多蒸煮；三少是指少油炸、少甜腻和少精米。与被美誉为"全球最健康饮食模式"的地中海饮食相比，江南饮食对心血管疾病和代谢性疾病等疾病也能产生健康效益。当然，江南饮食也并非完美无瑕，江南饮食存在着"南甜北咸"的饮食现象。

10 什么是低碳水化合物饮食？是否适合儿童/青少年减重？

低碳水化合物饮食多指饮食中碳水化合物供能比≤40%，脂肪供能比≥30%，而蛋白质摄入量相对增加，限制或不限制总能量摄入的一类饮食。极低碳水化合物饮食则指膳食中碳水化合物供能比≤20%。例如，风靡全球的生酮饮食是极低碳水化合物饮食中的极特殊类型。现有研究显示短中期低碳水化合物饮食干预有益于控制体重和改善代谢，但其长期的安全性和有效性仍有待进一步研究。

需要注意的是，营养专家们不推荐儿童和青少年以减重为目的执行长期低碳水化合物饮食。如必要，在临床医师或营养师严格指导下短期进行，应定期检测血清微量营养素水平，适当补充膳食纤维和微量营养素。

11 什么是低 GI 饮食？是否有助于减重？

血糖指数（GI）是用来衡量食物升高血糖能力的一项指数。某种食物的 GI 值越高，表示它升高餐后血糖的能力越强，速度越快。根据 GI 大小，将食物分为低血糖指数食物（GI<55）、中血糖指数食物（GI 为 55～70）和高血糖指数食物（GI>70）三大类。所以，低 GI 饮食是指食物 GI<55，且有低能量和高膳食纤维的特性，增加饱腹感，有利于降低总能量摄入。

研究发现，应用低 GI 饮食可增加饱腹感和改善胰岛素抵抗。低 GI 饮食不仅能降低餐后血糖峰值和改善胰岛素抵抗，减少血糖波动以及调节胰岛素分泌的速度和数量，还能促进脂肪酸合成和储存以阻止脂肪动员和分解，从而降低游离脂肪酸水平，增加胰岛素敏感性。当然，控制总能量的低 GI 饮食可减轻胖友的体重，且短期应用的减重效果优于高 GI 饮食。

12 什么是时间限制进食法（限时饮食）？减重效果如何？

时间限制进食法，又称限时饮食，也称为日内断食法，是一种间歇性进食法，是指限制每天进食时间，在白天或夜间禁食均可的一种饮食方式。常见有

4 小时、6 小时、8 小时进食 3 种限制类型。与限能量平衡饮食和高蛋白饮食进行比较，限时饮食只限定进食时间，不限定进食种类和数量，实践更轻松，更易让人接受和坚持。现有研究显示，短期应用限时饮食干预可改善空腹血糖，但对胰岛素抵抗、血脂代谢的影响，研究结果尚不一致。

2022 年 4 月 21 日，《新英格兰医学杂志》（*NEJM*）发表了南方医科大学南方医院张惠杰教授领衔的关于限制热量联合限时进食和单纯限制热量用于减重的单中心临床试验结果，其证实在肥胖病友中，限时饮食方案在减轻体重等方面的收益并不优于热量限制方案。我国学者在国际上首次证实：限时饮食干预是一种安全、有效且可替代的肥胖管理方案，并强调了在坚持限时饮食的同时限制热量摄入的重要性。

13 合适的减重速度是多少？

根据《中国超重/肥胖医学营养治疗指南（2021）》推荐，对于胖友来说，每天摄入能量 3348.68～5023.02 千焦（800～1200 千卡）是安全且有效的。重度肥胖者可根据估算体重（千克）×22，计算出维持体重的能量需求（千卡），在此基础上每天减少 1674.34～2511.51 千焦（400～600 千卡）能量摄入，可在初始减重时达到体重减轻约 0.5 千克/周的效果，也就是说一个月 2 千克的减重速度是非常安全的。按这个速度，可能很多肥胖人士会觉得太慢，但不要小看 2 千克，坚持 5 个月就能减掉 10 千克。有一点需要值得注意的是，随着非脂肪组织的减少，机体对能量变化的反应会减弱，需要增加能量消耗或进一步限制能量摄入来继续减重，尤其要注意在保证优质蛋白质（动物蛋白和大豆蛋白）供给的前提下，加强抗阻运动，确保减脂保肌或减脂增肌。

14 不吃主食可以减重吗？减重怎么吃主食？

中国人嘴里的主食，通常指的是米、面等碳水化合物。不吃主食当然可以减重。限能量平衡膳食、低碳水化合物饮食、间歇性能量限制饮食、低血糖指数饮食、高蛋白饮食、地中海饮食、代餐、终止高血压饮食等，均可以减重。

其中，低碳水化合物饮食是指碳水化合物的供能≤40%，脂肪≥30%，蛋白质摄入量相对增多的饮食，生酮饮食是低碳水化合物饮食中极特殊的类型。短期应用低碳水化合物饮食减重效果显著，长期应用会造成维生素 A、维生素 E、维生素 B_1、叶酸、镁、钙、铁和碘等营养素的摄入不足，不推荐儿童和青少年长期使用。

间歇性能量限制饮食就是常说的轻断食，指按一定规律在一定时期内禁食或给予有效能量摄入的膳食模式，通常的轻断食包括隔日进食法、5∶2及4∶3进食，对减重和改善代谢性疾病有效。

还有一些减重饮食，是在主食的选择上更科学。比如低血糖指数饮食主食选择低血糖指数、高膳食纤维饮食，终止高血压饮食和地中海饮食主食多选择全谷类食物。营养专家们不推荐完全不吃主食的减重方式。2019年，《柳叶刀》发表一项大型研究，针对全球195个国家和地区饮食结构造成的死亡率和疾病负担进行了分析，发现导致死亡的饮食因素中，全谷食物摄入量低排第二，仅次于高盐饮食。

主要来自主食的碳水化合物是三大宏量营养素之一，在全面均衡的营养中，它是不可或缺的。肥胖的根本原因不是因为吃了某种营养素，而是摄入的总热量超过消耗的热量。因此，减重不但要关注主食怎么吃，更要关注限制总能量的摄入。有针对中国人群的研究显示，当碳水化合物产生的热量也占一天总热量比例的49%～56%时，患糖尿病的风险最低。《中国居民膳食指南》推荐碳水化合物提供的能量应占总能量的50%以上，每天摄入谷薯类食物200～300克，其中全谷物和杂豆类50～150克，薯类50～100克。

15 减重期间肉类怎么选？

对于减重者如何选择肉类，答案是："能吃鱼不吃肉，能吃两条腿的不吃四条腿的，能吃瘦肉不吃肥肉。"很多人认为肉类脂肪含量高，吃了肯定容易发胖，其实不同肉类脂肪含量和所含脂肪种类不尽相同，并不都会导致肥胖，例如三文鱼等深海鱼，所含脂肪种类多为不饱和脂肪酸，它们对人体心脑血管是有益的。

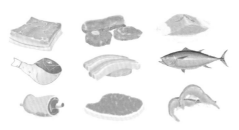

减重期间，是可以选择肉类的。那么，哪些种类的肉类适合呢？

鱼肉：脂肪含量低，热量不高，并且含有多种不饱和脂肪酸，既不会造成脂肪堆积，又对心脑血管有益。

牛肉：所含的必需氨基酸多，脂肪和胆固醇含量较低，适合有糖尿病、肥胖、心血管疾病的胖友选择。

鸡肉：每 100 克鸡肉所含的脂肪只有 1.2 克，且蛋白质含量高、种类多，消化率高，容易被人体吸收利用。

猪瘦肉：猪瘦肉的脂肪含量其实也不高。

兔肉：胆固醇含量低，且富含蛋白质和卵磷脂，是减重期间的不错选择。兔肉含蛋白质 21.8%，高于猪肉、牛肉、鸡肉、羊肉；脂肪含量低于猪肉、牛肉、羊肉；胆固醇含量也低于其他肉类。中医学认为，兔肉性凉、味甘，具有补中益气、凉血解毒、止咳健脾、通利大便的作用。

驴肉：驴肉的脂肪含量仅为 3.2%，且氨基酸的含量较高、种类较全，包括 8 种必需氨基酸和 10 种非必需氨基酸。色氨酸是判断蛋白质含量的指标，驴肉中色氨酸的含量为 300～314 毫克/100 克，远高于猪肉 270 毫克/100 克和牛肉 217 毫克/100 克。

16 "三分练，七分吃"对减重人群尤其如此，如何理解？

健身圈有句俗语：健身三分靠练，七分靠吃，可见饮食对于健身效果有着十分重要的作用，其实这句话在减重人群中也同样适用。对于胖友来说，推荐饮食如下。

（1）主食粗细搭配。为什么是粗细粮搭配，而不是不吃主食或将主食减少至一个很低的比例呢？其实每天摄入碳水化合物不足会导致蛋白质损失以及脂肪分解不完全。当我们每天的碳水化合物摄入量在 120 克以下时，脂肪就不能完全分解；到 50 克以下时，脂肪分解在半途中停下来形成酮体，这就是所谓的生酮。

（2）多吃蔬菜。多吃蔬菜有几个好处：①蔬菜具有高度的饱腹感，配合蛋白类食物，能进一步减少能量摄入，放大体重减轻的成果。②鱼、肉、蛋类中不含膳食纤维，多吃蔬菜可以提供每天所需的膳食纤维，帮助预防便秘。

（3）增加鱼、禽、蛋、瘦肉等蛋白质类食物摄入。适当增加蛋白质的供应量有几大好处：①高蛋白质食物具有较强的饱腹感，与碳水化合物配合食用时，更容易避免食用过量。②摄入足够的高蛋白质食物时，三餐的口感好，容易坚持。

（4）改变烹调方法。像油煎、油炸、红烧等烹调方式，要尽量避免。适合胖友的烹调方式是白灼、清蒸、炖、煮、烩，其实采用这些烹调方法做出来的食物同样美味。当然，在下文中我们也有专门的问题来阐述健康的烹饪方法。

17 一口坚果半口油，是真的吗？

坚果又香又脆，富有营养，大家都喜欢吃。但给大家看看以下数据：

每 100 克坚果，含 2092.93～2930.10 千焦（500～700 千卡）热量。300 克坚果相当一天所需的全部热量。例如：松子仁、核桃、巴旦木含油量约 70%，腰果、开心果、南瓜子、花生含油量约 50%，瓜子、榛子含油量占 60%～70%。对比一下，100 克纯猪瘦肉约 627.88 千焦（150 千卡），100 克猪肥肉约 3348.68 千焦（800 千卡）。

如此看来，坚果还真是含油量不低。有些胖友，尤其喜爱边追剧、边刷手机边吃坚果，一不小心就半斤下肚，这样极易造成摄入的热量超标。

18 坚果怎样吃才合理？

《中国居民膳食指南（2022）》推荐豆类、坚果每天摄入量 25～35 克。因为必需脂肪酸只能通过食物来补充，坚果富含必需脂肪酸、蛋白质、膳食纤维、维生素 E 和 B 族维生素（维生素 B_1、维生素 B_2、维生素 B_6、维生素 B_{12}），矿物质中的镁、钾含量也较丰富。但不同坚果各有特点，建议混搭吃或交替吃，如目前市售便捷的混搭、独立包装的"每日坚果"。如果不喜欢配好的"每日坚果"，也可以买自己喜欢吃的种类，但不要食用过量，尤其是高血压、高血糖、高脂血症病友。食用时可以大概换算一下重量，一般 5 个腰果＝10 克，12 颗甜杏仁＝10 克，10 粒花生米＝10 克。

19 脂肪摄入中，经常提到的 1：1：1 是什么含义？

根据结构的不同，脂肪酸可以分为饱和脂肪酸、单不饱和脂肪酸和多不饱和脂肪酸 3 类，饱和脂肪酸属于非必需脂肪酸，多含于牛、羊、猪等动物的脂肪中。而单不饱和脂肪酸和多不饱和脂肪酸是维持机体功能不可缺少的，但机体不能合成，必须由食物提供的脂肪酸，有亚油酸、α-亚麻酸等。食用油就是人体所需脂肪酸的重要来源之一，约提供人体所需 50% 的脂肪酸。上述 3 类脂肪酸在机体中各司其职，但这不意味着越多越好，摄入的量过多或不足，都容易导致比例失衡，造成营养不均衡。比如摄入饱和脂肪酸过多，容易血甘油三酯水平过高，增加患胰腺炎和冠心病的风险，而必需脂肪酸摄入不均衡也会给身体带来不好的影响。

世界卫生组织、联合国粮农组织和中国营养学会等权威机构通过研究认为：当膳食中的饱和脂肪酸、单不饱和脂肪酸、多不饱和脂肪酸的平衡比例达到 1：1：1 时，才是最健康、最完美的营养搭配。这 3 类脂肪酸起着平衡营养的重要作用，3 类脂肪酸不平衡时就会破坏体内脂肪系统的正常代谢，让疾病有机可乘。

所以专家建议家庭不要长期单一食用一种油，油要轮着吃，可以多食调和油，这样才有利于身体健康。调和油是通过特殊的工艺将几种不同的植物油（如花生油、葵花籽油、玉米胚芽油、粟米油等）按照一定的比例进行配制而成，其营养成分比单一原料的食用油丰富很多，口味也适合大多数中国人的饮食习惯。

20 合理减重膳食的烹调方法要注意什么？

烹调方法不仅影响食物的味道和口感，还关系到食物的营养和人体的健康。我国是烹饪大国，烹调方法也多种多样，光是中餐的烹调方法就有五十多种，但并不是所有的烹调方法都是健康的。比较适合日常做菜的有炒、炖、蒸、煮、炸、烤、涮、溜、焖、卤、凉拌、拔丝等。而适合胖友的烹调方法以拌、蒸、煮、炖、涮为主；蔬菜适合炒、凉拌、煮的烹调方法，其中最好的方法是水煮；而动物性食物则适合炖、焖、煮等烹调方法。

胖友们要记得避免煎、炸、红烧等烹调方法，首先是因为油脂太多，其次是高温下长时间烹饪的油会产生有害物质。另外，拔丝使得食物含有很多的糖，也不推荐。

21 限酒的定义是什么？

酒的化学成分是乙醇，食用白酒的浓度在 60 度（即 60%）以下。每个人对酒精的耐受程度有差异。有些人喝一点酒就会产生过敏反应，甚至昏迷；有些人耐受力强，多杯不倒。但无论是"千杯不醉"，还是"一杯倒"，过度饮酒对身体造成的损害都一样。这是因为喝下肚的酒除了呼吸和尿液各排出 5%，90% 通过肝脏代谢。

乙醇在肝脏内由乙醇脱氢酶氧化为乙醛，中间产物乙醛的肝毒性很大。长期大量饮酒时，当乙醛的浓度超过了肝脏代谢解毒能力时，会导致肝脏内代谢产物的堆积，引起对肝细胞的直接毒性作用。此外，乙醇对肝细胞的毒性可使肝细胞对脂肪酸的分解和代谢发生障碍，引起肝内脂肪沉积，造成脂肪肝。酒精在引起脂肪肝的同时，还可诱发肝纤维化，引起肝硬化。

对于胖友们来说，特别是有脂肪肝的胖友，不建议饮酒。科学家根据观察发现，戒酒病友肝脏脂肪变少，纤维化改善的情况要优于适度饮酒病友。根据《中国居民膳食指南（2022）》推荐，以酒精量计算，成年人一天最大饮酒的酒精量建议不超过 15 克，折合成酒的量为：啤酒 450 毫升、葡萄酒 150 毫升、38 度（即 38%）白酒 50 毫升、高度白酒 30 毫升。

22 喝水有利于减重吗？

关于喝水能减重，给出的支持理由是多喝水能够促进排出肠道内的毒素和宿便。但目前并没有证据表明喝水可以融化脂肪。科学合理的喝水可以帮助消化和排便，但是并不能减重。相反，短时间内大量的饮水，会使水的摄入量远大于排出量，从而导致"水中毒"，医学上称为稀释性低钠血症，表现为循环血量增多和血液渗透压下降，可能出现胃痛、头晕、呕吐、心率改变。尤其对于心功能、肾功能不全的病友，大量饮水会导致心脏、肾脏的负担增加，加重病情。

某些新闻媒体的宣传报道存在误导，例如有杂志宣称某明星 12 天只喝水，减重 15 千克。而后该明星公布减重方法，12 天内他并非只喝水，而是在专业营养师的指导下，在食品选择中，严格控制热量的摄入，人们不能盲目效仿。

23 喝汤有利于减重吗？

很多人认为饭前喝汤能提前把胃内空间占据，先有了饱腹感，就不想再吃其他食物了，这样会减少热量的摄入，从而达到减重的目的。但真的如此吗？答案是否定的。喝汤产生的饱腹感是一个短暂的过程，用通俗的话来说，就是"水饱"。减重说到底，不是靠一时蛮荒之力，靠的是持之以恒，所以，这种靠"填塞"法减重，难以见效。而且，汤的成分也不同，比如有的汤浓，脂肪含量高；有的汤咸，盐的含量高；有的汤甜，糖的含量高。这些汤，都不利于减重。

24 膳食纤维是营养素吗？来源的食物有哪些？

膳食纤维是营养素。膳食纤维是指来源于植物的不被小肠中消化酶水解而直接进入大肠的非淀粉多糖和极少量木质素的总和。膳食纤维是具有 3 个或 3 个以上单体的多糖，在小肠中不能被消化吸收，也不能产生能量，而在大肠中可部分或全部发酵的可食的植物成分、碳水化合物和类似物质的总和，包括多糖、寡糖、菊粉、纤维素、半纤维素、果胶、树胶、蜡质、木质素等，膳食纤维也被称为人类第七大营养素。

膳食纤维根据其是否溶于水，分为可溶性膳食纤维和不可溶性膳食纤维，前者包括果胶、树胶和植物多糖等，后者包括纤维素、木质素和半纤维素等。常见的富含膳食纤维的食物如图 37 所示。

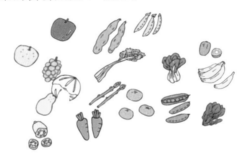

图 37　富含膳食纤维的食物

可溶性膳食纤维来源于果胶、藻胶、魔芋等，其在胃肠道内和淀粉等化合物交织在一起，并延缓后者的吸收，起到降低餐后血糖的作用。

不可溶性膳食纤维来源主要是全谷类粮食，包括麦麸、麦片、全麦粉及糙米、燕麦、豆类、蔬菜和水果等。不可溶性膳食纤维促进胃肠道蠕动，加快食物通过胃肠道，减少其吸收。另外，可在大肠中吸收水分、软化粪便，起到预防便秘的作用。

25 膳食纤维有哪些作用？推荐日摄入量是多少？

膳食纤维的作用非常多，例如：抗腹泻、预防某些癌症（如肠癌）、治疗便秘、降低血液胆固醇和甘油三酯水平、控制体重以及降低糖尿病病友的血糖等。

膳食纤维的生理作用主要通过被细菌降解酶降解产生的短链脂肪酸介导

的。可溶性膳食纤维主要是增加食物在肠道内的过渡时间，延缓胃排空，减缓葡萄糖在小肠的吸收，降低血清胆固醇。不可溶性膳食纤维的作用主要是降低肠道内的过渡时间，增加粪便体积。

膳食纤维对心血管有保护作用。其改善心血管疾病的患病风险涉及多种机制，包括降脂、减轻体重、改善胰岛素抵抗和控制血压等。膳食纤维对心血管疾病的预防作用主要体现在对其危险因子的影响上，这些危险因子包括血脂异常、高血压、糖尿病、肥胖、胰岛素抵抗和 C 反应蛋白水平升高。可溶性膳食纤维能够明显降低血清胆固醇水平，也可降低心血管疾病危险因子如血清低密度脂蛋白胆固醇的水平。其降脂的作用机制可能与其吸附肠腔内胆汁酸、增加粪便排泄、阻断胆汁酸的肠肝循环以及减少胆固醇吸收、改变肝脏脂质代谢等有关。

科学家也发现，膳食纤维的充分摄入除了可以降低收缩压和舒张压水平，还能降低炎症指标 C 反应蛋白水平。部分膳食纤维通过选择性地刺激结肠中一种或几种细菌的生长和（或）活性，能有效改善肠道微生物菌群的组成，促进有益微生物的生长和代谢活性，减少毒素的产生，对宿主有益，从而改善宿主健康，被称为益生元。

现代膳食变得越来越精细，能量密度高，膳食纤维摄入严重不足，正所谓"生活越来越好，纤维越来越少"。这种现象导致肠道微生态平衡被打破，菌群种类多样性降低，肠道蠕动减慢。膳食纤维缺乏正在扼杀人们的肠道菌群和肠道健康，使得超重/肥胖人士越来越多，也使得肠癌、便秘、肠道息肉等发病率日渐增高。中国营养学会推荐居民每天应摄入 25～30 克的膳食纤维。

26 可以用苹果减重法来减重吗？

苹果减重法指的是人们在减重时，不能吃其他食物，只能吃苹果，渴了只能喝白开水。每天可以吃 3～4 个苹果，具体可以根据饭量来定，而且在每天下午六点之后，就不能再吃任何东西，如果实在是口渴，可以喝几口白开水。这种减重法在短期内减重速度比较快，但实际上，在减重期间吃任何一种单一食物，都可以快速减重，而在这个快速减重过程中可能只是减掉了身体内的水分和肌肉，脂肪还好好地留在身上呢，而且恢复饮食后反弹也很快。有人可能会说，那我可以坚持，我一直吃苹果来保持体重就可以了，但是长期地吃单一食品会造成严重的营养不良，严重者甚至会出现厌食，所以苹果减重法是万万不可取的一种减重方法！

27 什么是代餐？如何选择代餐？

所谓代餐，专业术语解释是为满足成人控制体重期间一餐或两餐的营养需要，代替部分膳食专门加工配制而成的一种控制能量的食品。有科学家研究发现，减重期间添加代餐，效果比单纯限能量膳食更好，代餐组患者的体成分、生化指标都有非常明显的改善，而且在体重维持期可以改善机体炎症反应和氧化应激水平。但是，代餐也不是万能的，很多营养指南都不建议将代餐食品用于胖友的长期食用。

如何选择代餐食品呢？实际上，中国营养学会在 2019 年发布了首个《代餐食品》团体标准（T/CNSS 002—2019）。对于代餐食品的原料、感官、营养成分、标签、名称等都做出了明确要求。既然是代餐，一定是要满足一定能量和营养。根据代餐的团体标准，每餐代餐食品的营养标准是：

（1）能量：每餐代餐食品所提供的能量应大于 837.17 千焦（200 千卡），不高于 1674.34 千焦（400 千卡）。

（2）蛋白质：代餐食品中蛋白质的含量应占总能量的 25%～50%，蛋白质质量要求以牛奶蛋白或鸡蛋蛋白为参考蛋白。

（3）脂肪：代餐食品中来源于脂肪的能量不应超过总能量的 30%，来源于饱和脂肪的能量不应超过总能量的 10%，亚油酸供能比不低于 3%。不得使用氢化油脂。

（4）其他必需成分：膳食纤维提供 5～12 克；维生素 A 为 260～580 微克；维生素 B_1、维生素 B_2 为 0.4 毫克以上；维生素 C 为 30 毫克以上；烟酸为 4.6 毫克以上；叶酸为 110 毫克以上；钙为 260 毫克以上；镁为 50 毫克以上；铁为 5～9 毫克；锌为 3～7 毫克。

应该选择符合上述标准的代餐食品，一款优秀的代餐应该具备营养均衡、低热量、易饱腹等特点。

28 "辟谷"有科学道理吗？

"辟谷"是中国古老的一种养生方法，又称"却谷""去谷""绝谷""绝粒""却粒""休粒""休粮""清肠"等，是通过气功练习或服食辟谷药物使体内元气充足，从而达到不饥不食或不饥少食五谷杂粮及肥甘膏肉以防病治病、延年益寿的一种自然疗法。

"辟谷"不等同于禁食疗法，"辟谷"的方式一般分为服饵（药）"辟谷"、服气"辟谷"、服食"辟谷"、服符（水）"辟谷"，辟谷时长有 1 天、3 天、7 天、1 个月、半年，甚至更长。

"辟谷"在中国具有深厚的历史渊源，起源于先秦，盛行于唐朝，发展于道教创立后。近年来，越来越多的人开始关注"辟谷"，甚至有成为一种养生时尚的趋势，以"辟谷"为名的各类训练营频出，甚至不乏名人、明星参与。通常，这种训练都是在风景优美的地方寻一处雅致处所，配上仙风道骨般的服饰，禁食后常感觉体重减轻，心灵得到了净化。但是，是不是人人都了解"辟谷"的机制和正确实施方法？是不是所有的人都适合辟谷呢？

答案是："辟谷"虽仙，亦非人人宜趋之。

首先，不经科学指导自行贸然"辟谷"，会伤害健康，甚至有生命危险。随意更改饮食习惯，简单粗暴节食常导致女性闭经、更年期提早、不孕不育、脱发等。

其次，"辟谷"前，应对身体状况进行评估，有严重心脑血管疾病、身体虚弱、孕妇、产妇、精神疾病、恶性肿瘤、儿童、青少年、心肾功能不全、严重胃肠疾病、糖尿病、痛风等病友，均不宜"辟谷"。

最后，"辟谷"应该循序渐进、因人而异，根据实际情况科学制订"辟谷"方案。

29 "过午不食"有科学依据吗？

"过午不食"作为一条佛家戒律而被人熟知，又叫"不非时食"，指不能在规定许可以外的时间吃东西。清初名医喻昌在《寓意草》中引用佛家"过午戒食"的观点讨论饮食调养，阐述了饮食时间对于调养的重要性。所谓过午不食就是在太阳到正午后，一直到次日黎明，这段时间不允许吃东西。佛教认为清晨是天食时，即诸天的食时；午时是佛食时，即三世诸佛如来的食时；日暮是畜生的食时，昏夜是鬼神的食时。

2022 年协和医院毛一雷教授和杨华瑜教授发表的一个研究将"过午不食"推上全民热搜。他们的研究团队招募健康志愿者进行了晨间进食、午间进食的对比，而分析结果显示，晨间进食在提高胰岛素敏感性方面比午间进食更有效。晨间进食改善了空腹血糖，减轻了体重和肥胖，改善了炎症，还增加了肠道微生物多样性。他们建议把进食的时间控制在一天的早些时间，也就是不吃晚餐，更有利于代谢健康。

即使有研究证明了"过午不食"是可行的，但许多中医认为长期过午不食会伤及脾胃，同时会容易导致暴饮暴食，所以过午不食减重不可取。过午不食的正确理解应该是"过午少食"，而不是禁食，不是什么也不吃。对现代人来说，睡得晚，下午和夜间的耗能较多，正确的做法应该是定时吃饭、每餐定量少食，不可暴饮暴食。饮食上尽量避免油腻和含糖高的食物，注意食物的合理搭配。

30 进食顺序影响减重效果吗？

到了饭点，看到喷香柔软的白米饭、大块的肉、清炒小白菜、西红柿蛋汤，你会先吃哪一样呢？相信大部分的人都是先大口地夹肉配饭，或是挑选最下饭的料理，然后稀里呼噜地吃完饭，接下来蔬菜就有点吃不下了，只好随意地夹上几口证明自己有摄取纤维素，最后才喝汤。其实，调整进食的顺序是可以起到瘦身的作用哦！

先吃下肚的食物最容易被身体吸收，所以吃饭时要改变进食的顺序，先从富含膳食纤维的食物吃起，接着再吃蛋白质类的食物，最后才吃碳水化合物也就是主食。我们往往在感到饥饿的时候，习惯马上吃点高能量密度的食物（如米饭、糕点）来获得立即的满足感，但是这种吃法不但会使血糖急速升高，还会提供过量的热量。

只要跟着上述 3 个饮食步骤吃对顺序，餐后血糖就能缓慢且平稳地上升。正确的进食顺序可延缓碳水化合物被吸收的速度，还能减少胰岛素快速分泌，脂肪也就不那么容易堆积。这是有利于减重的技巧。

对于需要减重的胖友来说，我们建议在饭前先喝一碗比较清淡的汤。当然，如果这餐没有汤，也可以在餐前半小时喝水，最好是白开水，喝 300～500毫升就可以了，然后再开始吃饭，这样可以减少进食量，起到减重的作用（见图 38）。

汤 ──→ 蔬菜 ──→ 肉 ──→ 粗杂粮

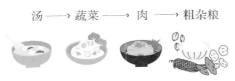

图 38　进食顺序

31 痛风病友减重的饮食要注意什么？

痛风是指嘌呤代谢异常和（或）尿酸排泄减少所导致的一种代谢性疾病。通常，痛风伴发超重/肥胖、高脂血症、糖尿病以及高血压等其他疾病。研究显示，痛风病友有近 50％ 为超重/肥胖者。因尿酸是嘌呤的代谢产物，食物中嘌呤进入体内后绝大部分生成尿酸，故对血清尿酸水平影响较大。那么，针对痛风病友的减脂饮食需要注意以下事项：其一，按照循序渐进原则，控制每天饮食总能量摄入，合理安排碳水化合物、蛋白质和脂肪三者供能比例。其二，推荐限能量平衡膳食，避免生酮饮食，以免诱发痛风急性发作。其三，坚决拒绝暴饮暴食或一餐进食大量肉类食物，以免诱发痛风性关节炎急性发作；三餐规律就餐，清淡饮食，少用刺激性调味品。其四，大量饮水以促进尿酸排泄。在无水肿等禁忌证前提下，每天饮水量至少 2000 毫升，且以白开水或淡茶水为主。

32 听说茄子可以吸收体内油脂，有助于减重，是真的吗？

茄子是常见的蔬菜，做菜的时候很吸油。于是有很多人认为，茄子能吸收体内油脂，降血脂、降血胆固醇水平，帮助减重。但大家需要知道的是，茄子的确能吸油，但吸的是烹调时的食用油，而不是体内的多余油脂，更不可能把体内的油脂带出体外。茄子疏松多孔的"海绵"结构特别容易吸油，所以茄子做的菜往往放了很多油，并不适合多吃。而且茄子裹了大量的油进入体内后，其海绵体结构已经被嚼烂，不能继续吸收体内的油脂。

于是就有人会考虑，那我生吃茄子，不破坏它的海绵体结构，就可以吸油了呀！其实不论生吃，还是熟吃，茄子都不能达到帮助人体排油降脂的效果。生茄子中含有一种有毒物质——茄碱。茄子皮颜色越深，茄碱含量就越高，而且茄碱在茄子皮和茄子肉中都存在。所以生吃茄子还有中毒的风险。

大家不要迷信茄子排油脂，不要吃油煎、油炸茄子，更不要生吃茄子，好好享受它的家常味道便好啦！

33 油就等于肥胖和高血脂，所以减重的时候应尽量不吃油，是这样吗？

不是的。食用油是一种脂肪，大家现在是谈"脂"色变。其实，脂肪是人体必需营养素之一。长期不吃油会导致一系列营养问题的发生。比如，必需脂肪酸是人体不能自己合成，必须由食物提供的脂肪酸，如亚油酸和α-亚麻酸。长期不吃油会导致体内必需脂肪酸缺乏或者不足，而人体如果缺乏必需脂肪酸，会影响机体免疫力、伤口愈合、视力、脑功能及心血管健康，还会产生生长发育迟缓、生殖能力下降和皮肤感染的风险增加等情况。

我们体内有四种脂溶性维生素：维生素 A、维生素 D、维生素 E 和维生素 K，这些维生素和胡萝卜素等营养素的吸收都需要脂质的协助；当然，血脂的调节、血栓的清理也需要油脂的参与，长期不吃油将会出现脂溶性维生素不足或者缺乏的情况。所以，即使是在减重，我们也是需要吃油的。怎样来避免吃油过量呢？

在这里，有几个小妙招告诉大家：第一，我们可以使用控油壶来进行定量；第二，合理选用烹调方法，以清蒸、炖煮为主，尽量避免红烧、油煎、油炸等烹调方法；第三，减少外出就餐和点外卖的次数。当然，除了控制食用油的量，也要注意避免含有大量油脂的食物，如冰激凌、膨化食品、饼干、沙拉酱等，只有这样才能做到既吃了油，又不过量。

34 粗粮吃得越多越利于减重吗？如何吃粗粮呢？

众所周知，吃粗粮有诸多好处。对于减重的胖友，营养师会建议他们在主食里加上粗粮。吃粗粮的人患心血管疾病、2 型糖尿病和癌症等慢性病的风险相对较低。此外，粗粮还能促进消化道健康，改善排便情况。所以，有人就提出来了，既然吃粗粮有这么多好处，是不是越多越好，白米面也没必要吃了呢？

这显然是不正确的，粗粮吃得过多会影响食物消化和食欲。粗粮的健康在于它富含膳食纤维以及各种维生素、矿物质，也恰恰因为粗粮里面含有较多膳食纤维，可以增加饱腹感，过量食用会导致腹胀；另外，如果粗粮食用过多，胃排空会明显延缓，引起胃反酸。当然，任何一种食物无节制地吃都不利于减重。误以为吃粗粮可以降低血糖、血脂的胖友，往往过多地吃粗粮，结果就造成能量摄入过多，达不到减重的目的。

另外，吃粗粮还要注意烹调方法，比如注意避免粗粮"细作"。虽然在粗粮中加入面粉、淀粉、奶油、糖等，做出来的窝头细腻、晶莹剔透，好看又好吃，但要注意加入的上述食物过多会抵消掉粗粮的优点。

粗粮到底该如何吃？首先是要适量，每人每天应摄入主食 200～300 克，其中粗粮的量为 50～150 克。同时，还要注意以下 3 点：

（1）吃粗粮要粗细搭配：主食中应适量增加全谷物和杂豆等粗粮，但不能全部都是粗粮，一餐的主食中，粗粮占 1/5～1/3 即可。

（2）吃粗粮要循序渐进：给消化系统一段适应的时间，从少量慢慢加到营养师推荐的量。另外，要及时补水，粗粮中的膳食纤维需要水分来保障正常消化。

（3）不要粗粮"细作"：粗粮的最佳烹饪方法是蒸着吃，不要加入各种奶油、糖等去"细作"。

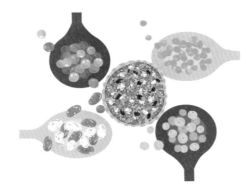

35 减重必须戒肉吃素吗？

所谓吃素，是指不吃肉、家禽、海鲜等动物性食物的饮食方式。按照所戒食物种类不同，素食可分为全素、蛋素、奶素、蛋奶素等。吃素是一种饮食习惯和饮食文化，越来越多的年轻女性开始热衷于素食。在她们看来，素食是潮流，是时尚，还有利于减重和保持身材、健康和美丽，一举两得。

但是一些追求素食的女性并不清楚如何科学配餐。她们认为素食就是吃大量的蔬菜和水果，其他食物都不吃，长此以往就容易造成营养不良，出现脱发、皮肤松弛暗淡、怕冷、贫血、内分泌失调等。理论上，多吃素食有利于减重，但是不是所有的素食都是低热量的。比如像烹调油放得很多的蔬菜、糖放得很多的素点心、高糖水果，吃多了不利于减重，甚至会增重。面对营养需求高的群体，比如孕妇、儿童、消化吸收不好的老年人、术后恢复的病友等，不要轻易地素食，长期素食也很容易造成铁元素不足，增加缺铁性贫血的患病风险。另外，长期素食还容易造成蛋白质、维生素 B_{12}、$\omega-3$ 多不饱和脂肪酸、锌、钙等营养素的缺乏，需要重点监测。

所以，素食并非减重的最佳方式，而是需要专业的医师营养师进行评估，来制订个体化的饮食减重干预方案。

36 减重期间能加餐吗?

总说"一日三餐"，让人觉得加餐就是不对的，只有孩子和一些营养不良的人才需要加餐，其他人都不需要加餐，特别是减重的胖友，加餐不就成了增重了吗?

其实这种认知是错误的，加餐并不是孩子和病友的特权。科学加餐，有益健康。减重主要要控制饮食总能量的摄入。在医学营养减重门诊就诊过的病友可能都知道，无论是高蛋白饮食减重方案，还是轻断食减重方案或限能量饮食，营养师给予的食谱中一天包含了 5~6 顿，所以减重期间我们肯定是可以加餐的。那加餐应该吃什么?

首先，尽量避免热量很高的零食，优先选择水果和奶类。水果是许多营养素的重要来源，包括钾、膳食纤维、维生素 C、叶酸等。大部分水果是富含矿物质、维生素和微量元素的低热量食物。膳食纤维有助于降低血胆固醇水平，可降低患心脏病的危险。纤维是重要的胃肠功能改善工具，它有助于减少便秘和（肠）憩室病。膳食纤维含量高的食物，可以增加饱腹感，减少进食量，从而减少总能量的摄入。维生素 C 有助于伤口愈合，保持牙齿和牙龈健康。同时，维生素 C 还能促进铁的吸收。

奶类以及奶制品如奶酪、酸奶等也可作为减重过程中的加餐。不过得提醒大家，奶酪、冰激凌、黄油等钙含量少或者没有的所谓"奶制品"，不属于这里所说的奶类及奶制品范围。这些食品中含有饱和脂肪较多，不利于健康。所以应尽量选择低脂或无脂的，同时极少或不添加糖的奶类和奶制品来加餐。

坚果无疑也是加餐的好选择。减重时，我们会在饮食中尽可能减少油脂的摄入，但作为人体必备的营养素，油脂摄入来源的选择就至关重要。坚果含有的不饱和脂肪酸正是优秀的油脂来源，坚果也是维生素 E 和 B 族维生素的良好来源，同时富含钾、镁、钙、铁、锌、硒等矿物质。由于坚果含油脂，故选择坚果作为加餐时，要注意量不可太多，《中国居民膳食指南（2022）》推荐平均每周 50~70 克（平均每天 10 克）。如果摄入过多，应减少一日三餐中其他食物。

37 减重期间能喝咖啡吗？

咖啡作为"洋产品"，我国居民饮用的时间并不长，对咖啡的认识也不是很全面。很多人认为咖啡不如我国传统的茶叶，但很多学生族和上班族却是每天一杯，必不可少。随着对咖啡的深入研究，越来越多的科学家意识到，咖啡对人体有多种积极作用，比如适量喝咖啡不但有利于心血管系统、预防糖尿病、降低乳腺癌等恶性肿瘤发病率，而且有利于降低老年痴呆等神经退行性疾病，具有预防抑郁症的作用。但咖啡也有不良作用，比如咖啡容易引起体内钙流失，大量饮用咖啡将消耗体内的B族维生素，而且喝大量的含糖咖啡将引发增重问题。那减重的胖友能不能喝咖啡呢？答案是肯定的。咖啡能帮助燃烧脂肪，这个是有医学根据的，但是需要注意的是，减重人群可以喝的是黑咖啡，而不是加了糖和奶的咖啡饮料哦！同时还要注意适量饮用。

38 乳清蛋白粉与增肌粉有区别吗？

对于减重人群，乳清蛋白粉是一种常用的蛋白质补充剂，属于组件型肠内营养制剂。乳清蛋白粉富含β-乳球蛋白、α-乳白蛋白、免疫球蛋白和乳铁蛋白等营养成分，具有高消化率、高吸收率和高生物价的营养特点。增肌粉则是在蛋白质粉的基础上添加了一定比例的碳水化合物、维生素及其他矿物质等营养物质，其中碳水化合物含量为 50%～80% 不等，而蛋白质含量在 25%～35%，为乳清蛋白粉剂 1/4～1/2。通常，同等重量的增肌粉所提供的热量远高于同重量的蛋白质粉所提供的能量。由此可见，增肌粉并非真正意义上的增肌特效药，并非只含蛋白质成分。

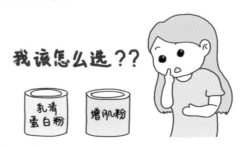

当然，增肌粉与乳清蛋白粉最大的区别在于碳水化合物的含量和蛋白质的含量不同。乳清蛋白粉中蛋白质的含量较高，而碳水化合物的含量较低，而增肌粉中碳水化合物的含量较高。减重的胖友和健身爱好者应在医师或营养师指导下合理使用乳清蛋白粉或增肌粉。

39 如何选购增肌粉？

众所周知，蛋白质是肌肉合成的原料，喝增肌粉真的有促进肌肉生长的作用吗？通过前一个问题，我们了解了增肌粉的营养成分特点，"增肌"二字是吸引眼球的。当然，适量增肌粉可以在早晨作为能量来源，并立即增加能量摄入量，其所含的碳水化合物能为人体提供能量。重要的是，要达到服用增肌粉来增加肌肉生长的目的，必须努力规律地运动训练，尤其是抗阻运动。否则，过量食用增肌粉可能出现增加饮食热量的摄入，而过多摄入的热量会在体内转变成脂肪，不利于减重，甚至会增重。

选购增肌粉前，请认真阅读预包装袋上的营养标签，尤其要注意以下信息：其一，蛋白质含量。通常，30%以上的蛋白质含量是很有必要的。其二，碳水化合物含量及来源。其中，碳水化合物主要来源是葡萄糖、果糖、麦芽糖精和异麦芽糖。

40 何谓肌酸？肌酸对健身有帮助吗？

对于健身人群而言，肌酸是除了蛋白质粉和增肌粉之外最钟爱的营养补充剂。那么，肌酸是什么？对健身效果如何？

肌酸主要存在于肉类和鱼类食物中，由精氨酸、甘氨酸及甲硫氨酸合成。肌酸可在人体自行合成，也可以从食物中摄取。人体中95%的肌酸都存在于骨骼肌当中，通常是磷酸肌酸的形式。另外，剩下的5%分散于大脑、肾脏和肝脏。通常，在高强度训练中，主要利用的是储存于骨骼肌中的磷酸肌酸。因此，肌酸在人体内储存越多，力量及运动能力也越强。

研究报道，每天服用肌酸20克或按0.3克/（千克·天）剂量，连续补充4~7天，肌肉的肌酸和磷酸肌酸浓度可增加10%~30%，增加健身者瘦体重、肌肉爆发力和耐久力。因此，适量补充肌酸制剂方能达到减少肌肉蛋白分解、增加肌肉合成以及增加训练负重的作用。

目前，一水肌氨酸是最流行的，也是研究最广的一种肌酸补充剂。关于剂量和方法，常用方法有两种：其一，先激增后减少。先在"激增期"每天分4次总摄入20克的量，持续5~7天后减少用量，每天摄入3~5克即可。其二，保持每天3~5克的常规剂量。现有研究表明在服用剂量得当的情况下，肌酸补充剂大多不会对正常人的肾脏和肝功能产生不利的影响。需要提醒的是，患肾脏或肝脏疾病者，使用前必须咨询医师或在医师指导下服用。

 减重健身人群如何安排每天饮食？

首先，保证热量摄入的负平衡，也就是说膳食提供的能量低于机体实际消耗的能量。其次，安排好每天三餐的进食量与膳食结构。在条件允许的前提下，适当增加蛋白质供能比例。最后，合理选择食物和烹调方法。尽可能减少高热量、高碳水化合物和高脂肪类食物，尽量用煮、炖、蒸替代炸、煎、炒的烹调方法。另外，多喝水，以白开水为主，拒绝饮用含糖饮料和奶茶，予以补充膳食纤维、多种维生素、矿物质和微量元素等营养制剂。

 对于减重健身人群，牛油果是健康骗局吗？

近几年来，随着健康饮食和健身风潮的流行，牛油果从无人知晓变成了"网红"水果，被誉为"森林黄油"和"水果中的奢侈品"。当然，牛油果成了不少健身人士的热宠。那么，牛油果是健康骗局吗？

从营养角度来看，牛油果的营养成分有三大特点：其一，高能量和高脂肪。例如，一个中等大小的牛油果能提供 837.17 千焦（200 千卡）热量，脂肪含量高达 30%，碳水化合物含量较低。对于糖尿病病友而言，是难得的高脂低糖食物。其二，不饱和脂肪酸含量高，每 100 克牛油果的脂肪含量高达 14.66 克。单不饱和脂肪酸占 71%，多不饱和脂肪酸占 13%，而饱和脂肪酸比较少（16%）。其三，膳食纤维含量丰富，且富含多种维生素和矿物质。其中，维生素 B_2 和维生素 B_3 含量远高于苹果，钙含量是苹果的 3 倍，镁含量高出苹果 9 倍多，钾含量是苹果的 7 倍多。

总之，牛油果是一种营养价值很高的水果，含多种维生素、丰富的不饱和脂肪酸和蛋白质，钠、钾、镁、钙等含量也高，适量摄入能补充人体所需的矿物质和维生素。但是，牛油果对减重的作用微乎其微，很多人都陷入牛油果适合减重的误区，把它当成减重食物吃。

对于健身人群来说，如果平时都吃鸡胸肉这种低脂肪高蛋白质的食物，是可以搭配牛油果来保证脂肪的适量摄入的。总而言之，牛油果虽然有一定的营养价值，但并非那么神奇，我们要理智对待和选购。

43 减重健身人士遇到饭局如何应付？

当三朋四友相聚时，减重健身人士巧妙应对饭局技巧主要有：

（1）进餐量为七八分饱。通常，成年人达到八分饱的食物容积为 500～1300 毫升。食物种类的选择比吃多少容积的食物重要得多。例如，同样是 1000 毫升或 2092.93 千焦（500 千卡）的食物，不同种类的食物提供的饱腹感持续时间和食物本身所含的营养素大不相同，因此，我们尽量进食饱腹感持久性较好的食物，且食物包含的营养素种类尽可能均衡。通常，饱腹感持久性较好的食物包括全谷物、豆类、富含膳食纤维的蔬菜等；饱腹感持久性较差的食物有纯液体食物（含糖饮料）、加工精细的米面制品（白米饭、面条、馒头或面包等食物）。

（2）进餐顺序为先蔬菜，次为蛋白质类食物，最后为主食。这种进食顺序可以延缓消化速度，让营养素的释放缓慢而平稳，直到小肠末端都有食物被吸收。这样吃同样的饭菜，餐后更不容易饥饿。一般，蔬菜摄入量每天要达到 300～500 克，其中绿色等深色蔬菜占 50% 以上。深绿色蔬菜饱腹感强且热量低，常见的深绿色蔬菜有西蓝花、西芹、菠菜等。蛋白质类食物建议每天摄入 120～200 克，如鸡蛋、鱼肉、鲜虾等。谷薯类主食每天摄入量应控制在 200～300 克，如番薯、玉米、黑米、糙米等。

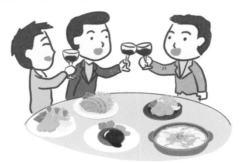

（3）尽可能限酒。每克酒精可以产生 29.3 千焦（7 千卡）的热量，且几乎等于纯脂肪。研究发现酒精能升高皮质醇，阻碍肌肉生长，此外，酒精还严重影响睡眠质量。建议女性一天最大饮酒量不超过 15 克：啤酒 450 毫升装一瓶以下（或 12% 葡萄酒 150 毫升，或 40% 威士忌 22 毫升）。建议男性一天最大饮酒量不超过 25 克：啤酒 350 毫升装两瓶以下（或 12% 葡萄酒 300 毫升，或 40% 威士忌 45 毫升）。为了避免酒精对减重健身效果造成不良影响，切记运动前 4 小时、运动后 2 小时内勿饮酒。

 "吃动平衡"是什么含义？

很多人都听说过德国物理学家亥姆霍兹的"能量守恒"原理，意思是说能量不会凭空产生和消失，不过却能从一种形式转换为另一种形式，也可以从一个物体转移到另一个物体，但总量始终保持不变。

这个"能量守恒"，用在减重上就是"吃动平衡"。

既然能套用，也就是说我们每天所摄入的食物，肯定不会消失不见，要么被机体利用和排出了体外，要么被留在体内转化为脂肪储存起来了。我们每天所摄取的能量，一种形式是通过粪便或者尿液排出体外了，另一种则以糖原和脂肪留存在了体内，还有一种形式是维持机体的基本生命活动，即基础代谢。可以将其简化为"进"与"出"，"进"指我们摄入的能量，而"出"指新陈代谢消耗掉的能量。如果说"进"的能量和"出"的能量相等，那我们的体重将保持不变。当"进"的能量大于"出"的能量时，毋庸置疑，体重肯定增加；而当"出"的能量大于"进"的能量时，假以时日，那你的体重一定能有所减轻。当体重达到目标体重后，要长期做到能量的"进""出"平衡。

所以说，"吃动平衡"是能量守恒定律的真实写照，减重成不成功，有时候连体重秤都有可能不准，但我们的身体却不会说谎，身体内的"能量守恒定律"不会说谎。

 什么是有氧运动？什么是无氧运动？如何科学运动？

首先很肯定的一点是，有氧运动和无氧运动相结合，能练出完美身材！我们再来了解一下一个叫线粒体的细胞器，有人曾经形象地将我们的身体比喻为核电厂，我们身体里的线粒体则是发电机，发电机能将电力送到千家万户，线粒体则把日常生活中人体所需的能量传送到我们全身的每个细胞中。

那么，什么是有氧运动？简单来说，有氧运动就是在氧气充分供应的情况下进行的体育锻炼。其特点是三磷酸腺苷（体内能量的直接来源）生成量很多，但速率很慢，需要氧的参与，不产生乳酸等的副产品，所以依靠有氧氧化供能系统的运动，才是真正的有氧运动。

长时间保持中高强度的有氧运动，会让心肺功能越来越好，细胞中线粒体的体积和数量就会越多，脂肪也会燃烧得更快。有氧运动分为有氧糖酵解和有氧脂肪分解两个部分，有氧糖酵解是利用身体中的糖原提供能量，而有氧脂肪分解，顾名思义就是燃烧脂肪提供能量。所以有氧运动是肯定能让人变瘦的。如果只做有氧运动，可以减重，但不能维持肌肉。若是想拥有苗条健美的身材，就需要有氧运动和无氧运动结合。

那什么是无氧运动呢？无氧运动是相对有氧运动而言的。在运动过程中，身体的新陈代谢是加速的，加速的代谢需要消耗更多的能量。人体的能量是通过身体内的糖、蛋白质和脂肪分解代谢得来的。在运动量不大时，比如慢跑、跳舞等情况下，机体能量的供应主要来源于糖的有氧代谢。以糖的有氧代谢为主要供应能量的运动就是我们说的有氧运动。当我们做剧烈运动，如举重、百米冲刺、摔跤等，此时机体在瞬间需要大量的能量，而在正常情况下，有氧代谢是不能满足身体此时的能量需求，于是糖就进行无氧代谢，以迅速产生大量能量。这种状态下的运动就是无氧运动。大家看到的健美先生和健美女士身上的大块的肌肉，便是做无氧运动的功劳。

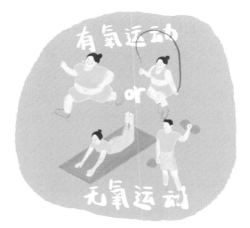

于是有人又要问了，什么运动才是有氧运动和无氧运动完美结合的运动呢？其实随处可见，比如女生们喜欢跳的健身操，年轻人跳的街舞，甚至世界闻名的中国大妈广场舞都算。

那么如何科学运动？建议所有的减重胖友，特别是曾经有关节损伤、骨折，或者是有心肺功能障碍等问题的胖友，条件允许的情况下先咨询康复运动医师，由他们先评估您的心肺功能，然后再根据每一个人的具体情况，制订属于您的最佳运动方案。

减脂期一周最少要运动几次？

《2018 韩国肥胖研究学会肥胖管理指南》推荐超重/肥胖者的减重运动量为中等强度，每天 30～60 分钟，每周 5 天。2019 年《欧洲实践指南：初级医疗中成年人肥胖的管理》建议，肥胖者每周应至少进行 150 分钟的中等强度有氧运动。《中国超重/肥胖医学营养治疗指南（2021）》也明确指出，运动和减重存在着显著的剂量-效应关系，每周至少 150 分钟中等强度运动可达到减重的效果；如果说要达到减重≥5％的效果，每周的运动时间应该达到 300 分钟，运动强度应为中高强度运动量或者运动量消耗达每周 8371.70 千焦（2000 千卡）及以上。

 何种类型的运动减重效果好？

在前面我们提到了每周应该进行多长时间的运动，确定了时间后，大家可能在想，我到底该做些什么运动呢？首先将答案告诉大家，建议有氧运动结合抗阻训练作为减重的运动方式。有氧运动通过增加能量消耗、脂肪供能来减少体内脂肪的蓄积。抗阻运动可通过增加瘦体重的比例提高代谢率或增加肌肉力量来增加身体活动量。学者 Willis 等进行了一个为期 8 个月的实验，结果显示，有氧运动组与有氧运动+抗阻运动组受试者减重和减脂效果显著优于单纯抗阻运动组；而有氧运动+抗阻运动组与抗阻运动组受试者增加瘦体重的效果显著优于单纯有氧运动组。

所以，对于要减重的胖友来说，有氧运动结合抗阻运动的方式，才是最好的！有氧运动主要包括：快走、慢跑、游泳、跳绳、健身车、瑜伽、哑铃操、健身操、广场舞、乒乓球、羽毛球、网球、篮球等。而抗阻运动一般指哑铃操、健身房器械锻炼等，也可以在家跟着运动类 APP 一起练。

 有什么办法能预防肌少症性肥胖呢？

合理的运动以及科学的营养干预对肌少症性肥胖有显著的预防和改善作用。跑步、游泳等练习可以消耗更多的热量，达到减重的效果，同时这些运动可以很好地增加肌肉的力量和体积。器械力量练习可以更好增长肌肉。专家指出，抗阻运动作为防治肌少症性肥胖的关键性干预方式，是一种安全且能有效维持并增加骨骼肌质量和力量，改善骨骼肌功能和提高老年人生活质量的干预方法。

β-羟基β-甲基丁酸盐（β-hydroxyβ-methyl butyrate，HMβ）是人体必需支链氨基酸亮氨酸的活性代谢产物。在肌肉中起到合成代谢的作用，能促进蛋白质合成并减少其分解，帮助增加老年人的肌肉活力，强健肌肉状态。另外，HMβ还能抑制蛋白质分解，防止肌肉退化、流失。有研究表明，养老院老年人补充HMβ 2~3克/天，1年后骨骼肌质量显著增加。也有研究者给社区老年人补充HMβ 3克/天，且联合每周5天的抗阻运动，1年后该组老年人的瘦体重显著增加，且上下肢力量明显增强。

为达到增肌的目的，蛋白质的摄入量可以适当地增多。鱼、肉、蛋、奶、豆等优质蛋白质可优先选择，这里说的豆是指黄豆和黑豆，其他的豆类因蛋白质含量低，不算优质蛋白质。有些老年人怕血脂高，不愿意吃蛋黄，则可以选择蛋白，一个鸡蛋白约含6克蛋白质。

空腹健身更能减重吗？

所谓"空腹健身更能减重"是一种错误的认识。虽然，空腹健身能在短时间内消耗更多热量，但时间过长易使身体供能不足。因此，千万不要空腹去跑步，以免出现低血糖或者乏力等不适，从而被迫提早结束。因此，一些慢性病病友，尤其是糖尿病病友空腹健身既不科学，又伤害身体。可见，健身前，最好还是先吃饭。如果你吃了容易消化的食物，一般应进餐1小时后再去健身；如果你吃了不那么容易消化的食物，可以进食2小时后再去健身。

运动减脂如何安排更合理？

运动减脂是利用中、低强度的长时间有氧运动造成人体中脂类供应负平衡，充分动员脂肪氧化分解供能，从而达到消耗脂肪的目的。一般来说，运动强度较小时，持续时间越长，依靠脂肪氧化供能占人体总能量代谢的百分率越高。但近来的研究发现同样的运动时间内，减脂效率最高的运动是高强度间歇运动（high intensity interval training，HIIT）。高强度间歇运动停止以后，身体消耗的能量比有氧运动停止以后大很多。对一些胖友来说，很难靠有氧运动减重成功，因为很难坚持运动半个小时以上，而靠短时间的高强度间歇运动来瘦身，效果可能更好，也更容易。

有氧运动和无氧运动并不是简单地根据运动项目来区分的，而是根据运动时人体内物质代谢的方式来区分。实际锻炼时，一般先做无氧运动消耗身体自身摄入的热量，然后再进行有氧运动，这样就能够更多地消耗身体脂肪来提供能量。

51 常用的减重药物有哪些？减重机制是什么？

根据药物的作用机制，减重药物分为以下几类：

（1）食欲抑制剂：包括拟儿茶酚胺食欲抑制剂芬特明，拟 5-羟色胺食欲抑制剂氯卡色林，同时影响儿茶酚胺和 5-羟色胺药物安非他酮以及胰高血糖素样肽-1 受体激动剂或类似物利拉鲁肽等。

（2）抑制肠道脂肪吸收的药物：包括胃肠道脂肪酶抑制剂奥利司他。

（3）增加能量消耗的药物：包括甲状腺激素和麻黄碱。由于药物副作用，这类药物在临床已经不被用来减重。目前被美国药品食品监督管理局批准的减重药物有 5 种：奥利司他、氯卡色林、芬特明/托吡酯、纳曲酮/安非他酮和利拉鲁肽。

目前中国药品食品监督管理局批准的减重药物只有奥利司他。在临床上，对于糖尿病病友，医师还会使用可以减重降糖的药物，如胰高血糖素样肽-1 受体激动剂或类似物、钠葡萄糖转运蛋白-2 抑制剂、二甲双胍和 α-糖苷酶抑制剂。

以 12 周（3 个月）为界限，使用时间可超过 12 周的减重药物为长期治疗药物，如奥利司他、氯卡色林、芬特明托吡酯缓释胶囊、安非他酮纳曲酮缓释片和利拉鲁肽等；由于缺乏长期使用的安全性和有效性数据而被批准使用时间少于 12 周的为短期治疗药物，如芬特明、安非拉酮、苄非他明、苯二甲吗啉等。

52 是不是所有的胰高血糖素样肽-1 受体激动剂都能用来减重？

胰高血糖素样肽-1 受体激动剂通过模拟天然胰高血糖素样肽-1 激活胰高血糖素样肽-1 受体，以葡萄糖浓度依赖的方式增强胰岛素分泌，抑制胰高血糖素分泌，并能够延缓胃排空，以及通过中枢性的食欲抑制来减少进食量，从而达到降血糖的作用。胰高血糖素样肽-1 受体激动剂不仅降糖效果显著，同时兼具减重、降压、改善血脂谱等作用。多被推荐用于超重/肥胖的 2 型糖尿病病友的降糖减重。由于单独使用低血糖的风险小，也被用于无血糖增高的肥胖病友的减重，但至今只有诺和诺德公司生产的利拉鲁肽、司美格鲁肽在美国获得了单纯性肥胖的适应证。在国内，一些医疗机构在医务部有备案，在病友充分知情同意的情况下，也被用于单纯性肥胖的减重，但目前没有被相应事物说明书纳入适应证。

53 所有的胖友都可以吃二甲双胍减重吗？

二甲双胍的主要作用机制是通过抑制肝糖原的分解来降低空腹血糖，而且它可以改善外周组织，包括肌肉、脂肪对胰岛素的敏感性，改善胰岛素抵抗，起到降低血糖的作用。二甲双胍还有抑制食欲的作用。此外，二甲双胍不促进胰岛素分泌，也无水钠潴留作用。原则上，二甲双胍不增加体重，甚至有一定的减重作用。此外，单药治疗不会引起低血糖。因而，临床上被推荐为超重/肥胖糖尿病的优选降糖药物，同时，也被用于非糖尿病的肥胖病友减重。但单纯服用二甲双胍不能减重。二甲双胍是一种降糖药，而不是减重药。因此不能把二甲双胍作为减重药。如果病友要控制体重，除了吃二甲双胍之外，一定要控制饮食，调整生活方式。否则单纯服用二甲双胍，不可能降低体重，最多能够维持体重。如果肥胖病友食欲比较旺盛，服用二甲双胍之后，食欲下降，再加上饮食控制和运动锻炼，体重可以下降。

临床上，一部分重度肥胖病友有严重的睡眠呼吸暂停综合征，这些病友夜间有低氧血症和高碳酸血症，会增加体内乳酸的产生，不适合使用二甲双胍，以免增加血乳酸的来源，诱发乳酸酸中毒。此外，肝肾功能严重受损、心肺功能差的胖友以及服用二甲双胍后有明显消化道症状者也不适合服用二甲双胍。

54 二甲双胍可以和胰高血糖素样肽-1受体激动剂联用吗？

二甲双胍可以与胰高血糖素样肽-1受体激动剂联用，联用可以加强减重降糖的作用，这是因为两者的作用机制不同，作用于2型糖尿病高血糖形成的不同病理生理机制。目前，国内、国际的糖尿病权威指南都有推荐，尤其是有动脉粥样硬化性血管疾病或高危的糖尿病病友。胰高血糖素样肽-1受体激动剂可抗动脉粥样硬化，使心血管获益。胰高血糖素样肽-1受体激动剂中的一些产品如利拉鲁肽、司美格鲁肽、度拉糖肽等已经有心血管结局的研究证实它们确实可给2型糖尿病病友带来心血管获益。

55 减重过程中是否要补充微量元素？

减重期间会发生能量摄入与能量消耗之间的能量亏损，特别是限能量平衡饮食、高蛋白饮食、低碳水化合物饮食（包括生酮饮食）等。由于日常饮食不合理可能带来营养素的不均衡，造成一些营养素的不足或缺乏。减重过程中，特别容易出现微量元素的不足或缺乏。减重期间积极补充微量元素，对减重有积极作用。建议日常注意蒸煮鸡蛋、瘦肉、适量的动物肝脏以及大豆制品等食用，由此补充人体需要的微量元素，同时补充氨基酸，参与微量元素螯合有利于吸收，或在减重过程中适当补充微量元素如多种维生素制剂。

56 减重过程中是否要补充维生素 D 和钙？

胖友往往存在维生素 D 不足和缺乏，而维生素 D 是人体内一种重要的营养素，参与钙磷代谢的调节，长期维生素 D 缺乏可引起佝偻病（儿童）或骨质软化（成人）（见图 39）。维生素 D 的作用不仅限于骨骼，还有很多骨外效应，如与肿瘤、甲状腺疾病、糖尿病、肥胖和心血管疾病等有密切的关系。

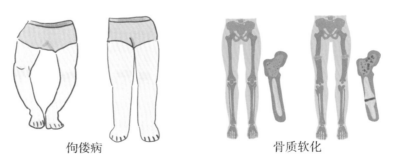

佝偻病　　　　　　　　骨质软化

图 39　维生素 D 缺乏引起的疾病

美国明尼苏达大学的研究人员通过研究 38 位超重的男性和女性后发现，他们同时采用低热量的饮食来减重的时候，摄取维生素 D 较多的人减重更多。这提示我们维生素 D 可能有助于减重。维生素 D 缺乏可引起低血钙、低血磷，诱发继发性甲状旁腺功能亢进。减重过程中，补充维生素 D 和钙可纠正这一病理异常，避免低血钙引起的肌肉疼痛或搐搦。

57 减重过程中是否需要补铁？

胖友们若无铁缺乏，饮食均衡，在减重过程中无须另外补充铁剂。为防止体内铁不足或缺乏，不要喝浓茶，多吃含铁量较高的食物，如动物肝脏、红肉、动物血制品、蛋黄、黄豆、豆制品、芝麻类的食物及黑木耳等。

胖友们在减重手术后，特别是胃转流术后，容易发生缺铁性贫血，要注意吃含铁量高的食物。此外，还要定期监测，如果存在铁缺乏，可在食物补充的基础上补充多糖铁复合物或琥珀酸亚铁。

58 什么情况下，要依靠手术减重？

不是所有的胖友都需要手术治疗，手术治疗是有准入门槛的。首先是年龄，建议手术年龄为16～65岁。其次以下这些情况是可以依靠做手术来减重的：对于没有糖尿病的单纯性肥胖的胖友来说，体重指数（BMI）≥37.5千克/米²可以考虑积极手术了；对于BMI在32.5～37.5千克/米²的胖友，推荐做手术；而BMI在27.5～32.5千克/米²的胖友，只有当他们经过改变生活方式和内科治疗后仍然难以控制体重，经医生评估发现符合2项及以上代谢综合征组分（如高血糖、高血压、高甘油三酯血症、低高密度脂蛋白血症）或肥胖并发症，可以考虑手术。当然，对于这部分病友同时合并腰围超标者（男性≥90厘米，女性≥85厘米），影像学提示中心性肥胖，多学科医师评估后认为可以手术的，也可以手术减重。

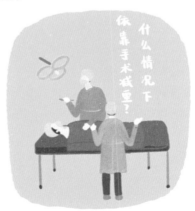

对于有2型糖尿病的胖友来说，建议手术年龄仍然为16～65岁，并且要求病友还有一定的胰岛素分泌功能。BMI≥32.5千克/米²可以考虑积极手术

了，对于 BMI 在 27.5～32.5 千克/米² 的 2 型糖尿病病友，推荐做手术；而 BMI 在 25～27.5 千克/米² 的 2 型糖尿病病友，应该要慎重开展减重手术。同样，对于这一部分病人，合并有腰围超标（男性≥90 厘米，女性≥85 厘米），影像学检查提示中心性肥胖，经多学科医师评估后，可以提高手术推荐等级。

对于年龄小于 16 岁的和大于 65 岁的病友，均须多学科医师经过综合评估、讨论后，充分告知病友风险及权衡利弊后谨慎开展，不建议广泛推广。

 59 哪些病友不适合做减重手术？

有 10 类病友不适合做减重手术：

（1）明确诊断为非肥胖 1 型糖尿病病友。

（2）以治疗 2 型糖尿病为目的的病友，但胰岛 β 细胞功能已基本丧失。

（3）对于体重指数（BMI）<25.0 千克/米² 的病友，目前不推荐手术。

（4）妊娠糖尿病和某些特殊类型糖尿病病友不能进行减重手术。

（5）滥用药物或酒精成瘾，或者有难以控制的精神疾病病友。

（6）智力障碍或智力不成熟，行为不能自控的病友。

（7）对手术预期不符合实际的病友。

（8）不愿意承担手术潜在并发症风险的病友。

（9）不能配合术后饮食以及生活习惯改变，依从性比较差的病友。

（10）全身状况差，难以耐受全身麻醉或手术的病友。

 60 有哪些手术术式可用来减重？各自的优缺点是什么？

门诊通常会有很多肥胖的病友来咨询，减重手术都是怎么做的，做了有哪些优点和缺点？目前被广泛接受的手术方式主要有 2 种：内镜袖状胃成形术（endoscopic sleeve gastrectomy，ESG）和腹腔镜下鲁氏 Y 形胃旁路术（laparoscopic Roux-en-Y gastric bypass，LRYGB）。但开展最多的是第 1 种，下面为大家详细介绍这 2 种减重手术（见图 40）。

（1）内镜袖状胃成形术（ESG）：

方法：顺着胃大弯的走行方向保留 2～6 厘米幽门以上胃窦，沿胃长轴切除胃的大部，切除全部胃底，使残留的胃呈"香蕉状"。容积在 80～100 毫升。

原理：减少胃容量，降低饥饿素的产生，改变胃肠激素分泌。

优点：不改变胃肠道的生理状态，不干扰食物的正常消化、吸收过程，是目前全世界最广泛采用的减重代谢手术方式。此术式最常见的并发症是胃食管反流。如果减重病友术前合并胃食管反流，此手术将导致症状加重。

（2）腹腔镜下鲁氏 Y 形胃旁路术（LRYGB）：

方法：一方面通过在胃的上部建一个小胃囊，限制食物摄入量；另一方面通过远端空肠和小胃囊吻合，使食物绕过胃大部、十二指肠和第一段空肠，从而控制食物摄入和吸收。

原理：小胃囊减少进食，胃肠绕道减少吸收并通过胃肠激素等调节胰岛功能和糖脂代谢。

优点：减重效果明显，治疗效果可望长期保持，尤其适合肥胖伴有 2 型糖尿病的病友（大部分糖尿病病友的高血糖可得到控制，甚至缓解）。但由于该手术旷置的大胃囊与食管不相连，胃镜检查较难实施。所以有胃癌前期病变的或者有胃癌家族史的肥胖病友必须慎重选择。

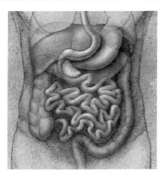 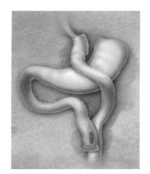

内镜袖状胃成形术　　　　　腹腔镜下鲁氏 Y 形胃旁路术

图 40　减重手术术式

61 为什么减重手术又称代谢手术？

对于合并 2 型糖尿病的肥胖病友，在改变生活方式、药物治疗后血糖控制仍然不好的一类病友，行减重手术后不但可以降低体重，还能带来血糖的获益，部分病友的糖尿病甚至可以达到"缓解"状态，同时还能改善血脂、血压等代谢指标，因而减重手术又称代谢手术。2009 年美国糖尿病学会在 2 型糖尿病治疗指南中正式将减重手术（代谢手术）列为治疗肥胖伴 2 型糖尿病的措施之一。2011 年，国际糖尿病联盟也发表立场声明，正式承认代谢手术可作为治疗伴有肥胖的 2 型糖尿病的方法。2011 年中华医学会糖尿病分会和中华医学会外科的分会也就代谢手术治疗 2 型糖尿病达成共识，认可代谢手术是治疗伴有肥胖的 2 型糖尿病的手段之一，并鼓励内外科合作共同管理接受代谢手术的 2 型糖尿病病友。

62 为什么代谢手术又被称为糖尿病综合治疗的"第六驾马车"？

糖尿病综合治疗的"五驾马车"分别为医学营养治疗、运动治疗、糖尿病监测、糖尿病教育及药物治疗。在控制肥胖合并 2 型糖尿病病友血糖过程中，也遇到了巨大的挑战——血糖控制达标率只有 1/3 左右。糖尿病病友长期血糖控制不佳，冠心病、糖尿病视网膜病变、糖尿病周围神经病变等并发症不可避免，严重影响了广大糖尿病病友的生活质量和寿命。近年来，随着代谢手术越来越广泛的开展，医师们发现做了代谢手术后，不但可以降低体重，还能带来血糖的获益，有部分病友的糖尿病甚至可以达到"缓解"状态，代谢手术在各类糖尿病治疗指南中获得推荐，甚至被称为糖尿病综合治疗的"第六驾马车"。

63 代谢手术前要做一些什么准备？

对于吸烟的胖友来说，术前应该戒烟。如果患有 2 型糖尿病，应该监测空腹、餐前、餐后 2 小时、睡前血糖，并在内分泌科医师的指导下来调节口服降糖药物或者用胰岛素来控制血糖；如果合并有高血压，则应监测血压，并在医师的指导下将血压调至最佳；而对于有血脂异常的，应监测血脂的水平；如果患有夜间睡眠呼吸暂停综合征，医师可能会予以无创呼吸机来改善病友的氧合水平。

值得注意的是，很多肥胖病友决定做手术后，想着反正就要做手术了，要抓住最后的时光大吃大喝，这种想法是非常错误的。其实手术前就要调整饮食习惯，开始减重了。多个临床实验已经证实了，在代谢减重手术前，通过限能量控制饮食能量摄入进行预减重的获益显著，也利于适应术后饮食量减少的状况。术前减重不仅仅可以减轻体重，也可以有效减少肝脏体积和内脏脂肪量，降低手术的风险，减少术中出血量，并缩短整个手术的时间。所以，请注意，术前减重非常重要！

64 代谢手术后，要注意哪些事项？

大家需要知道的是，做了减重手术以后，饮食摄入量较之前会锐减，一定要注意营养素的补充，比如维生素 D 和 B 族维生素，如维生素 B_1 和维生素

B$_{12}$。如果发生了贫血，则应补充铁剂和维生素 C，所以术后可以常规补充多种维生素和微量元素制剂。另外，特别要注意补充优质蛋白质。可能大家会问，就算做了手术，我还是比别人胖啊！怎样做到减重达标，又不发生营养不良呢？很简单，到营养科、代谢减重外科及内分泌科医师那里规律复查，一般要求术后 1 个月、3 个月、6 个月、12 个月、24 个月到医院规律复查。

除了复查，大家非常关心做了减重手术以后怎么吃呢？有多个学会提出了以下建议：①每天进食 3 次正餐和 1～2 次加餐。②为正餐和加餐预留时间，降低进食速度并充分咀嚼。③选择小份量的固体食物，每顿正餐或加餐低于 250 毫升。④在正餐和加餐中选择固体食物。⑤避免选择难以咀嚼的食物（即黏稠、夹生、多筋的和坚硬的食物）。⑥固体和液体食物进食时间应间隔 30 分钟，不要在正餐或加餐时进食液体食物，餐后 30 分钟再摄入液体。⑦补充推荐的所有维生素和矿物质。⑧每天预留体力活动时间。⑨记录每天进食情况。⑩定期记录体重，至少每月记录 1 次，但每周记录不要超过 1 次。

最后，请注意，术后的运动必不可少！胖友每周至少要维持 150 分钟的中等强度运动来达到减重的效果，建议以有氧运动结合抗阻训练作为减重的运动方式。对于大体重者或曾有关节、腰肌损伤等个体，需要康复师结合各自的具体情况来制订个体化的运动方案。

65 代谢手术后还会复胖吗？

做了代谢减重手术的胖友不要想着就万事大吉，肯定能瘦下去了，其实不然。如果不注重饮食行为改变，不坚持体育锻炼，即便减重手术后减重成功，仍然有可能复胖。大家需要知道的是，随着减重代谢手术例数的快速增加，减重效果不佳以及复胖和术后并发症的病友也逐渐增多，修正手术应用也越来越多。所谓修正手术，可能是修正为正常解剖结构，可能是从一种术式修改为另一种术式，也有可能是在原术式基础上进行修正，术式不变。所以说，即便做了代谢减重手术，其本质还是要回归健康的生活方式，包括饮食的控制和运动的坚持。

66 代谢手术会影响生育吗？

答案是肯定的，代谢手术会影响生育，但是是正面的影响。代谢手术的作用绝非仅仅是减重。研究表明，内镜袖状胃成形术在肥胖多囊卵巢综合征

（polycystic ovary syndrome，PCOS）病友，尤其是病态肥胖的多囊卵巢综合征病友中疗效显著，在减轻体重的同时可以降低多毛评分，降低游离睾酮、雄烯二酮、硫酸脱氢表雄酮的水平，改善胰岛素抵抗，并使病友恢复正常月经周期和排卵。更令人惊喜的是，2020 年最新发表的一项研究显示，代谢手术可以改善 PCOS 病友的生育力和妊娠结局。因此，对于一部分寻求生育的不孕肥胖 PCOS 女性病友也可以考虑行代谢手术。

67 代谢手术后如何预防营养不良及相关并发症的发生?

代谢手术虽然能显著减重并降低肥胖相关病死率，但存在发生手术相关并发症的风险，其中营养素缺乏和以肌肉组织消耗为特征的营养不良的发生率较高。术后营养相关并发症的发生风险与手术方式的选择和操作直接相关。代谢手术通常改变了正常消化道解剖结构和功能，造成了人为的胃容量减小或肠道吸收面积减少。蛋白质的消化、铁和维生素的吸收部位主要在胃部，当胃底被旷置或切除后，胃酸的形成和分泌减少，故可导致营养物质吸收不良。钙、铁、维生素 B_1、叶酸等微量营养素和大部分宏量营养素的吸收部位主要在十二指肠和空肠上段，当十二指肠和空肠上段被旷置，就容易出现相应的营养不良。有研究表明，代谢手术后，不少病友会出现血清前蛋白水平轻度下降，还有部分病友出现肌无力、水肿、脱发、皮肤改变、指甲脱落和白蛋白浓度下降的问题，均应予以重视。

减少代谢手术后营养相关并发症的关键是建立常规性的围手术期预防和手术后的长期监测系统，以尽早发现并预防性治疗可能出现的营养相关并发症。

（1）术前营养评估和科学适量减重：对肥胖病友进行常规的术前营养评估十分重要。对于少数高度营养不良风险病友，如近 3 个月内体重减轻大于原有体重的 10% 或血清白蛋白<30 克/升者，建议充分讨论是否推迟或取消减重手术。此外，有研究表明，术前科学适量减重能减少术后并发症。

（2）术后短期饮食模式：术后两个月内的营养目标是维持充分的水化，提供适量营养素和蛋白质以促进手术切口的愈合，减少病友肌肉组织的丢失，并逐步过渡到"正常"饮食。同时要加强随访，及时评估病友的膳食摄入情况，结合病友自身特点制订营养处方。

（3）术后长期的营养监测和管理：公认的对代谢手术后病友的营养要求是在体重减轻阶段维持机体的负能量平衡，同时保证充足的蛋白质摄入。建议病友在术后每天分餐、定量、限速进食，同时坚持每天摄入 5 种以上新鲜蔬菜水果。避免术后蛋白质营养不良，建议每天摄入 60～80 克以上蛋白质。适当限制脂肪和碳水化合物的摄入，尽量避免单糖的摄入，胃旁路术后病友禁止集中进食甜食，以防倾倒综合征的发生。建议围手术期预防性的补充微量元素，并在术后 2 年内定期随访，及时调整营养素的补充剂量。

预防减重手术后病友发生营养相关并发症的关键，是建立常规的围手术期预防策略和术后长期监测系统，对病友进行不间断的营养监测。唯有此，方可有效减少病友发生营养不良并发症的风险和长期维持减重疗效。

68 为什么做了代谢手术的很多病友都掉头发，甚至需要戴假发？

无论减重代谢手术采取的哪种术式，原理都是使胃的容积减小，以减少食物的摄入和产生早饱感，从而降低热量摄入。胃底被切除会减少某些微量营养素的吸收，如铁、锌、硒和维生素 B_{12} 等，由此产生热量摄入限制的同时还会导致叶酸、维生素 B_1、维生素 B_6、脂溶性维生素（维生素 A、维生素 E、维生素 K）和其他微量元素的缺乏。B 族维生素是公认的与头发健康最相关的一类维生素。另外，蛋白质、铁、锌、维生素 A、维生素 C、ω-3 多不饱和脂肪酸也和发质、发量有关。代谢手术后由于相关营养素的缺乏导致脱发，严重者甚至需要佩戴假发。为减少此现象的发生，围手术期可预防性的补充微量元素，代谢手术后病友可在医师或营养师的指导下科学补充相关营养素，并在术后 2 年内定期随访，及时调整营养素的补充剂量。《中国肥胖和糖尿病外科治疗指南（2014）》建议，胃旁路术和胃袖状切除术初期，病友每天可补充 2 种成人维生素矿物质补充剂（包括铁、叶酸、维生素 B_1）、1200～1500 毫克钙、至少 3000 单位的维生素 D，可以以咀嚼形式服用。另外，还可以通过舌下、皮下和肌内给药的方式补充维生素 B_{12}。

69 代谢手术后如何防止体重反弹或复胖？

关于减重代谢手术后体重反弹或复胖的定义主要有 6 种：①术后最低体重增加超过 10 千克。②术后最低体重增加超过多余体重的 25%。③体重指数从术后增幅>5 千克/米²。④2 型糖尿病缓解后任何体重增加。⑤成功减重后体重指数增加，大于 35 千克/米²。⑥术后任何体重增加。

影响体重反弹或复胖的因素主要有：

（1）重要解剖结构的改变。每种减重手术术式都有其自身可能导致体重反弹的失败机制。一些对代谢减重手术术后病友的研究发现，对体重反弹的病友行内镜检查，发现有胃肠吻合口扩张、胃小囊扩张等解剖结构的异常。

（2）肠道分泌激素的改变。代谢减重手术影响食欲调节、胆汁酸代谢、肠道微生物和肠道相关激素的变化。术后，胃饥饿素较术前分泌降低，YY肽和胰高血糖素样肽－1较术前分泌增加。术后机体防御体重不足的适应性调节系统被激活，可能会导致体重反弹或复胖。

（3）饮食习惯的改变。术后会因为解剖、相关激素和代谢的改变，导致病友饮食习惯发生改变。但随着时间的延长，人体自身的适应性代偿，手术的抑制作用减弱，病友饮食习惯逐渐改变，热量的摄入也会增多，是导致体重反弹的重要原因。不良的饮食习惯和过高热量摄入也是导致体重反弹的重要原因。其中，放牧式饮食即反复进食少量食物并伴有失控感是术后减重效果不佳的独立因素。

（4）运动不足。有研究表明，减重代谢手术术后仅10%～24%的病友达到了一般健康人群最低体育运动水平，即150分钟轻度活动/周或≥10分钟中度至剧烈体育活动/天。另外，久坐行为也是代谢减重手术术后病友常见行为。有研究显示，代谢减重手术术后病友久坐时间可达9小时/天，坐姿或斜躺的能量消耗非常低。

（5）精神心理因素。暴食症和夜间进食综合征是肥胖人群常见的两种异常饮食方式。研究发现，因消极情绪和压力而进食，丧亲和患重大疾病等个人危机是导致减重代谢手术术后减重效果不佳和术后体重反弹的影响因素。

因此，针对上述原因进行行为干预、药物干预或手术修正即可防止减重代谢手术术后体重反弹或复胖。

70 在减重过程中，经常会花些什么冤枉钱？

在减重过程中，如果管不住嘴、迈不开腿，又想快速减重，往往容易被带到陷阱里。那么，有哪些冤枉钱是我们可以避免花的呢？

（1）网红减肥神药：目前中国食品药品监督管理局批准的减重药为奥利司他，另外，经美国食品药品监督管理局和欧盟共同认证的由糖尿病药物巨头诺和诺德公司推出的减重针剂，胰高血糖素样肽－1受体激动剂司美格鲁肽——"诺和泰® Ozempic®"（中国）或"Saxenda®"（韩国）目前也在临床医师的指导下用于减重，但在我国没有单纯性肥胖无糖尿病的适应证。而网上一些吹嘘一天瘦一斤的药物，建议胖友在使用之前，首先了解一下它是否有药字号，如果有药字号接下来看一下说明书主要药物成分是什么，如果主要成分为导泻药，那么注定您减的是身体内的水分，而不是脂肪。如果一些保健品号称有神奇减重效果，则需要留个心眼，检测一下是否添加西布曲明制剂。该制剂主要副作用为口干、便秘，严重者导致肝脏损伤。早在 2010 年，西布曲明在我国就已禁止生产和销售。

（2）筋膜枪：每个女孩子都曾经梦想有一双"漫画腿"。筋膜枪就是打着宣称能打造"漫画腿""女团腿"的噱头走红的。筋膜枪的原理是用特制的高速电机带动"枪头"，产生高频振动，达到促进血液循环，减少局部组织张力，部分舒缓疼痛的作用。短期内使用筋膜枪可以放松紧张的腿部肌肉，辅助拉伸肌纤维，看似可以瘦腿，但随着关节正常运动，肌肉收缩，随即恢复原样。

（3）减重贴：一些号称可以"溶脂"的减重贴或减重药包打着纯中药、无痛无创的广告，加之价位不贵，也极有市场。但实际上，中医并没有"溶脂"这一概念。大家都清楚，中医讲究的是辨证施治。不同体质的肥胖采取的治疗方式是完全不同的，而不是所有人用同样一帖药。一些贴敷合并热疗、针灸、点穴可一定程度提高代谢水平，但很难达到持久减重的目的。如果一种减重贴里还配有一份让你饥饿的食谱，就更不要相信了，你光靠管住嘴就已经能减下体重，何必白花冤枉钱？

（4）束腹带："楚王好细腰，宫中多饿死。"束腰，起源于宫廷。长时间的束腰会导致肋骨变形。在 19 世纪还发生过肋骨被压迫刺穿内脏死亡的事件。还有产妇产后急于束腰，造成阴道内壁膨隆导致尿失禁的情况。用束腰或者束身衣，确实可使身体挺拔和有曲线美，但长期使用会破坏核心肌群的稳定性，肋骨保护的内脏遭受挤压会出现不同的症状。胃遭受挤压会影响进食和蠕动，降低消化食物和吸收营养的功能，出现食管反流症状，容易导致营养不良、便秘，甚至诱发肛裂和痔疮；肺部被挤压会出现呼吸不畅；肝脏受累会影响血液流动；若为连体束身衣，由于紧裆裹臀，会使汗液、阴道分泌物等在闷热环境中无法散发，易导致细菌繁殖，诱发外阴炎、阴道炎、尿道感染、盆腔炎等。另外，对循环系统也会有影响，如盆腔瘀血和子宫发育不良；下腔静脉受到压迫，则会出现心脏回流血液减少，从而导致头晕现象。

（5）甩脂机："见效快，不反弹，不辛苦"，是太多人对减重产品不切实际的幻想。甩脂机抛出的诱人广告是减重者自己不用动，靠机器抖动就能减重。

"被动减重"本身就是一个伪命题。脂肪不会震碎，也不会震少。脂肪唯一的消耗方式就是脂肪分解，以达到减重效果。所以，持之以恒的有氧运动先消耗糖原供能，然后动员脂肪供能才是有效的减重方式。

71 针灸减重可行吗？

有一部分胖友在减重的过程当中，可能会使用到针灸减重。针灸减重有一定的效果。针灸减重的原理是通过调节经络系统，调节人体的下丘脑、垂体、肾上腺皮质和交感肾上腺髓质，能够提高人体的基础代谢率，促进脂肪分解，减少人体的脂肪含量。此外，针灸还通过调节经络，抑制胃酸的分泌，抑制食欲，来达到减重的目的。单纯作为针灸学来说，只要医师基础知识扎实，临床操作合乎规范，控制好频率，是没有任何副作用的，应该是一种安全、有效的减重方法。

另外，针灸也需要配合饮食控制和运动锻炼，才能取得良好的效果。但要注意，如果在一段时间内频繁使用针灸减重的话，还是会有一定的危害。此外，在针刺的过程中，有可能造成皮下出血，出现皮肤青紫的状况，这种情况很难避免，但可以自愈，一般1周之内就会消失，不会有很大的影响。为降低针灸减重的不安全风险，建议胖友到正规的医疗机构去进行针灸减重。

72 穴位埋线减重有用吗？通过什么原理来减重？

穴位埋线减重有一定的作用。

穴位埋线疗法是针灸学的延伸和发展，是通过一次性埋线针将羊肠线或医用蛋白线埋入人体特定的穴位和区域，利用蛋白线对穴位产生的持续刺激作用，以达到疏通经络、调节气血、平衡阴阳、调理脏腑的一种防病治病的方法。埋线减重是一种绿色、简便、有效的减重方法。从现代医学角度解释针灸或埋线的主要作用为：改善机体的新陈代谢，调整机体的内分泌功能，调节胃肠功能等。

中医学理论认为，肥胖发病病机与膏脂堆积、湿热内蕴等相关，脾失运化导致脾胃失调，食滞内停使得内生痰浊，进而引发肥胖。有学者认为，肥胖者多湿、多痰，病机和脾胃不司、饮食不节相关。因此，中医对单纯性肥胖治疗主要原则应为调节脾胃、祛湿化痰，促使脾胃消化、吸收、传输功能恢复正常。穴位埋线为针灸的改良，羊肠线通过持续对穴位进行刺激发挥针灸效应，随其进一步被分解、吸收，可引发相应生化及物理反应，促进血液循环，改善机体代谢，减少机体脂肪，达到减重效果。

73 抽脂减重是否可行？

抽脂的概念其实在 19 世纪就有了。1890 年，Demars 和 Marx 首次报道了"腹壁皮肤脂肪切除术"，慢慢地，抽脂用在减重中越来越多，部位主要有腰腹部、臀部、手臂、腿部等（见图 41）。目前全世界每年进行大约 145.3 万例抽脂手术。但大家需要知道的是，抽脂减重不是一劳永逸的。据报道，进行腹部脂肪切除术的女性在 1~2 个月内可能有显著体重减轻和体重指数的改善，但术后 3~20 个月这种作用就会消失。而且手术去除脂肪会触发脂肪进行再分配和代偿性脂肪生长的反馈作用，尤其是内脏脂肪代偿性增加。

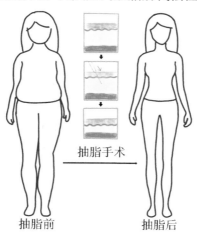

抽脂手术

抽脂前　　　　　抽脂后

图 41　抽脂减重

在做抽脂手术之前，大家必须知道抽脂可能出现的并发症。其中，局部并发症有水肿、瘀斑、血肿、伤口感染、矫正不足或过度矫正、皮肤松弛、皮肤坏死、色素沉着、瘢痕增生、神经损伤和脐偏差等；全身并发症则有严重失血、低体温、内脏穿孔、感染、脂肪栓塞、深静脉血栓形成、血栓栓塞和肺水肿等。而抽脂可能出现的最严重的 5 种并发症为血栓栓塞、脂肪栓塞、肺水肿、利多卡因中毒和腹腔内脏器病变，这 5 种并发症均可致死。

抽脂并不适用于单纯性肥胖的治疗。中华医学会各大关于肥胖的指南，都没有推荐抽脂作为减重的一种方法，因此不建议胖友选择抽脂减重。

74 粒子流减脂靠谱吗？

搜索网络，随处可见"高科技减重粒子流轰脂"的广告页面。但是在知网上搜不到"粒子流"为关键词的文献，根据广告页面的介绍，粒子流减脂主要是通过高频粒子流将体内的脂肪破碎，从而通过人体的新陈代谢及时排出体外，达到减重的效果。而分析这些广告，有共同的特点：强化暗示，提供联想。"轰击腰部赘肉""德国黑科技"等，这些在学术界找不到任何资料的名词被堆砌在一起，不需要文献引用、实验验证，只需要公司营销、全网刷屏。"长胖 20 斤也不怕"，"拒绝节食，无须锻炼，躺着就能瘦"，言下之意，只要你肯出钱，高科技就能让你瘦。这种试图借助外力减重的所谓高科技减脂是没有任何科学依据的，很明显又是减重路上的"智商税"。

75 调节肠道菌群或粪菌移植可治疗肥胖吗？

近年来，很多研究都发现肠道微生物在代谢调节和食物消化中发挥着很重要的作用，而且肠道菌群与肥胖的关系密切。肥胖者的肠道菌群以阴沟肠杆菌居多，而体型正常者的肠道菌群则以乳酸杆菌为主。这样自然就有人会想，那通过调节肠道菌群肯定对治疗肥胖有用啊！

其实相关的研究已经在开展了，包括使用鼠李糖乳杆菌、动物双歧杆菌乳酸亚种、短双歧杆菌的临床观察等。多项研究都表明，成人肥胖者可以通过服用含有特定菌株的益生菌来协助减重，并且可以获得一些代谢指标如血脂、血糖、炎性因子等的改善。非酒精性脂肪性肝炎的肥胖者适合的是罗伊氏乳杆菌；代谢综合征的肥胖者可以使用含有乳酸杆菌、双歧杆菌和嗜热链球菌的复合益生菌联合减重饮食的方法来改善肠道菌群。儿童和成人肥胖者在短期都可以服用特定的益生元或富含益生元的食品来帮助减重。这证明，调节肠道菌群确实可以减重。

有人会因此想到，每天都得吃益生菌，干脆做个粪菌移植来一劳永逸治疗肥胖得了！这一方面的研究也开展了不少，但最终的结论是暂不建议肥胖者常规通过粪菌移植减重，合并糖尿病、代谢综合征等并发症的肥胖者可以考虑短期采用粪菌移植来改善菌群定植的情况（见图 42）。

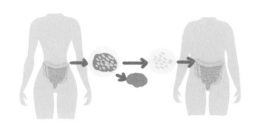

图 42　粪菌移植

76　胃水球胶囊治疗肥胖靠谱吗？

胃水球，又称为胃内水球，是一种新型的医学减重治疗方法。可为硅制水球或吞服型水球。硅制水球减重的原理是将一个硅制水球利用胃镜置入胃中，再将生理盐水注入水球内，填满胃部，诱发饱腹感来帮助控制食欲。吞服型水球是一粒只有手指般大小的胶囊，胶囊连接着一根管子，病友可像服药般自行吞下，医师会同时为病友照 X 线片确定胶囊位置。当胶囊抵达胃部后，医师就会透过管子注入约 500 毫升液体，过程约 10 分钟。完成注液后，医师会拔走管子，连接处的活门会自动关上。4 个月后，外膜物料会自行溶化，液体流出，由于新款胃水球的外膜由聚氨酯所制，每层只有 0.1 毫米厚，能通过肠道，由病友自行排出体外。胃水球内的液体是生理盐水和食物级防腐剂，对人体无害。需要在 4 个月后为病友再照 X 线片，确保胃水球已经排出体外。

胃水球最早于 20 世纪 90 年代在欧洲开始使用，2000 年后进入亚洲，在中国香港和台湾都有相关的医疗机构在进行改进推广。目前内地也有医疗机构引进该项技术。胃水球适合体重指数超过 27.5 千克/米^2 的胖友使用。严重肥胖病友亦可在做减重手术前先使用胃水球减重，对日后做减重手术更为有利，因为体重指数超过 50 千克/米^2 的病友接受麻醉时，容易引起呼吸衰竭，减重后做手术更加安全。

胃水球虽然能够协助病友减重，但最重要的是在放入胃水球的 4 个月内，建立良好饮食习惯，在取出胃水球后，才能真正控制好体重。胃水球对于贪食、暴食症病友也有一定的疗效。

77　暴汗服减重行得通吗？

暴汗服打着"纳米银膜热辐射"所谓高科技的幌子引得众多盲目的减重者青睐。据商家称，产品是利用纳米热辐射技术将体表释放的热量反射回人体，形成热循环，促使人体不断排汗，消耗的热量远高于普通健身，瘦身效果事半功倍。

事实果真如此吗？非也。暴汗服的材质主要为聚酯纤维，内层涂银，它唯一的功效等于蒸桑拿，仅仅达到多出汗的目的。但减重不是减水，大量出汗前后造成的体重差，是丢失水分引起的，根本没有动摇脂肪的根基。反而，很多人由于大量水分的丢失，又没有及时补充电解质而造成水钠失衡，出现头晕、乏力，甚至抽搐等症状。

78 远程医疗是否有助于减重？

远程医疗有助于减重。有研究显示，通过对减重人群手机短信提醒、电子邮件、聊天室、微信或 APP 进行群组管理，督促管理对象递交健康日志，了解减重者饮食和运动情况，并进行个性化的饮食、运动、生活方式的指导，尤其是引导减重者持之以恒地养成良好的生活方式，提高健康素养，重建健康生活方式，可以达到减重且不反弹的目的。

79 哪些胖友需要进行行为辅导？

所谓行为辅导，是指一系列运用心理学和健康行为学原理塑造良好的个体健康行为，矫正不良生活方式的干预措施，即用行为科学分析肥胖者摄食行为的特征和运动类型，并以此为基础，合理培养正确行为，帮助肥胖者建立支持性环境，提供实施持续的行为改变，最终达成减重的目的。

行为辅导过程的核心训练技能包括自我监测、目标设定、问题解决等。《中国超重/肥胖医学营养治疗指南（2021）》也提出，所有的医学减重者都应该接受行为辅导。对重度肥胖减重术后，儿童和青少年、多囊卵巢综合征等人群，通过特定的行为辅导均有助于减重和维持减重效果。

80 备孕期间可以减重吗？

备孕期间不可以减重，之所以要备孕是因为在此期间要加强营养，在环境上要给予改善，这样才有利于优生优育。如果要减重，势必要控制饮食，这样营养就难保证，难达到均衡的状态，所以在备孕期间是不可以减重的。那肥胖的女士会说，产科医师让我减了肥再怀孕。没错，对于超重/肥胖的女士，确实需要减重再怀孕比较好，本身肥胖就是引发妇女不孕的一个因素。而在减重

营养师教你科学享「瘦」

116

的过程中，不做怀孕准备，最好把身体的体重指数控制在 20～22 千克/米² 之间，体力达到最佳状态，再开始备孕比较好。

81 孕妇在孕期可以减重吗？如何减？

现在年轻夫妇的生育能力普遍降低，怀孕就像中奖一样令人惊喜，所以对于准妈妈们，可能家人们都觉得要多吃多补，越多越好；而且要安胎，运动越少越好，所以准妈妈们被要求拼命吃鸡鸭鱼肉，喝各种补汤，又在家安胎不运动，体重自然一路飙升。有些人甚至在怀孕头三个月就胖了 5 千克，到孕中期的时候，走路都费力。在孕期体重增长过快，特别是孕前本来就存在超重或肥胖的孕妇，是需要在孕期进行体重管理。

在孕期，孕妇需要摄入足够的能量来满足胎儿的发育，又要进行体重管理。在条件允许的情况下，去找营养师调整饮食，制订个体化的饮食方案是绝对没错的，而对于没有条件去医院的准妈妈们一定要注意了：在孕早期（0～12 周）不要补过头了，这一段时间的饮食保持清淡，也不需要增加饮食能量摄入；孕中期（13～28 周）每天可以增加 1674.34 千焦（400 千卡）的能量，到孕晚期（29 周～胎儿出生）则每天增加 1883.63 千焦（450 千卡）即可，全程保持平衡膳食原则，而且要注意自己体重增加的情况，每周都要称体重，关于体重增加的速率，在本书其他章节有叙述，最好不要超标（见表 6、表 7）。

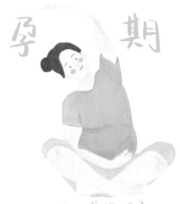

82 产后妈妈什么时候可以开始减重？

产后减重是分娩后新妈妈最关心的话题之一。在一般人的观念里，认为怀孕是女性长胖的原因，许多妇女在分娩之后，身材便严重走样，再加上饮食不忌、运动不做，致使体态更加臃肿。因此，有些现代女性宁可做"不婚族""丁克族"，也不愿怀孕，以免破坏姣好身材。其实，妇女在分娩之后，只要能在"第一时间"内（即产后12个月内）采用合理运动和科学饮食的方法便能逐渐恢复怀孕前的体型状态。然而，产后肥胖往往是孕期肥胖的延续，其根本原因是：同孕期一样，妈妈们奉行为了孩子的原则，使劲吃饭。其实我们要知道乳汁的分泌，只要合理营养就能达到标准和需求。过度进餐，反而改变了正常的营养比例，比如脂肪大量增加等，引起婴儿肥胖。还因为产后适应哺乳需求，产妇体内激素水平不断变化，雌激素、孕激素下降，新陈代谢降低和脂肪代谢紊乱导致脂肪大量储存。此外，很多产妇大量进补，产后极少体力活动也会导致产后肥胖（见图43）。

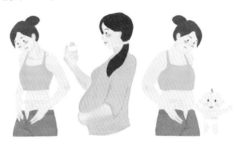

图43 产后肥胖

所以，产后早期可以在饮食层面控制体重，多吃鱼、肉、蛋等营养价值高但热量低的食物，同时多吃蔬菜、水果。产后42天也就是产褥期之后，产妇可以进行慢跑以及蹬自行车等运动，加速脂肪燃烧。强度比较低的锻炼使产妇腹部以及身体其他部位积累的脂肪快速分解，降低体脂率，达到减重的目的。

83 哺乳期妈妈怎样健康减重？

在整个生命周期我们都要有体重管理的理念。在孕期，准妈妈就不能体重增长过多。控制好孕期的体重，在孕期，维持标准体重，产后才能轻松减重。初次怀孕的孕妈妈，整个孕期体重增加12～15千克即可；第二胎及以上的孕妈妈，平均增加10～12千克即可。月子后的饮食以低脂肪、高蛋白食物为主，如去皮鸡肉、牛肉、猪瘦肉、鱼、鲍鱼、海参等。另外，可配合月子料理及药膳服用。

如果希望在哺乳期保证充分哺乳的前提下，尽可能快地恢复理想体重，可以对饮食做科学合理安排：①一般成年女性每天摄入热量为 7534.53 千焦（1800 千卡）左右，如果哺乳，可在原基础上增加不超过 2092.93 千焦（500 千卡）的热量摄入，每天达到 9627.4 千焦（2300 千卡）为宜。②目前没有研究证据支持哪种特定的食物可以促进乳汁分泌，因此，月子餐要求健康、营养均衡，讲究食物多样，但不过量。食物可能没有催奶的神效，但确实可以影响乳汁的成分。③愉悦的心情和充足的睡眠可促进乳汁分泌。④适量运动。运动方式以有氧运动为主，如散步、瑜伽等，不宜做剧烈运动，每次运动时长控制在 1 小时以内，运动时佩戴支撑性好又不过分压迫乳房的内衣。

产后 1 个月后，只要进食维持体能消耗的热量，加上一定的运动，能很好地帮助瘦身。如果喂母乳的话，瘦身效果会更快，但是哺乳期间不建议刻意瘦身。

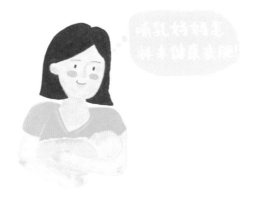

84 都说产后瘦身急不得，要一点一点慢慢来，到底怎样慢慢来？

产后瘦身不能操之过急，一定要一步一步慢慢进行，以免给身体造成伤害。产后第 1 周，饮食上需以清淡、易消化流质为主，可以轻微活动。产后第 2 周可以下床活动，做一做产褥操，因为产褥操可以锻炼肌肉，促进血液循环，有助于子宫收缩和恶露排出。产后第 3 周，饮食上荤素搭配，适当温补，当然也可以做些简单的家务，锻炼弱化了的腿部和腰部功能。而产后第 4 周则应该均衡膳食，肉类需选择高蛋白质、低脂肪的鱼类、鸡鸭、瘦肉等；热量低、膳食纤维丰富的蔬菜水果也必不可少。大家可以看到，产后一个月内，需要关注的是饮食，可进行少量的体力活动，而不要进行高强度运动来控制体重。

产后第 2 个月除开饮食的控制外，散步、快走是最好的减重方式。而很多产后妈妈关心的什么时候可以运动减重的问题，我们建议在产后第 4 个月，可以将运动计划提上日程，饭前 1～2 小时运动效果最佳。可以尝试建立好的进餐顺序，即饭前喝汤（油脂低的汤），然后吃低能量密度的蔬菜，最后才吃米饭和蛋白质类食物。水果可以当作加餐吃，但不要在餐后立刻吃水果。到产后第 5 个月，则可以加大运动强度，进行力量训练，有针对性地进行胸、腰、腿部的运动锻炼。大家最为关心的产后减重黄金期，实际上要从产后第 6 个月开始，这时候身体新陈代谢的速度基本恢复，所以产后妈妈一定要把握好这一时机，游泳、健身操等都是不错的选择。

85 为什么产后不能为了瘦身进行高强度训练？

这是因为产后妈妈的身体内激素水平发生改变，肌肉的弹性和力量有所下降，关节韧带弹力也有不同程度降低，从而导致关节松弛。所以产后妈妈需要多休息，避免做强度太大的健身运动，以免导致关节、韧带拉伤或损伤。

86 产后可以用轻断食或高蛋白饮食减重法来控制体重吗？

有些妈妈产后急于恢复之前的苗条身材，刚生产完就开始严格控制饮食，并加上高强度运动，以期早日恢复"魔鬼身材"，这是非常不明智的选择。刚经历分娩的妈妈们体力恢复，伤口愈合，营养补充都必不可少。而任何一种减重方式都是在限制能量的基础上进行的，在营养跟不上的情况下，妈妈们的身体很难恢复，甚至可能落下病根。同时，妈妈的营养不足会影响乳汁的数量和质量，从而影响宝宝生长发育。

87 产后减重到底该怎么吃呢？

产后饮食还是需要遵从食物多样化准则，粗细搭配，不要只吃精米、精面，更需要加入小米、燕麦、玉米、荞麦、薏苡仁、红豆、绿豆等粗杂粮，每天可以搭配粗粮 50 克，有效增加饱腹感，促进肠道吸收和蠕动。饮食要清淡，少吃或者不吃辛辣食物，需要少盐，避免过咸影响体内的水钠代谢，不利于瘦身。要多吃蛋白质类食物，每天需要补充 90～95 克的蛋白质，鸡、鱼、瘦肉等都是优质蛋白质的来源，牛奶、豆类也是优质蛋白质摄取不可或缺的食物。当然，蛋白质类食物也不可过量摄入，否则会加重肾脏负担。另外，产后妈妈需要特别注意摄入富含钙、铁的食物，而含钙丰富的食物有豆类、豆制品、牛奶、海带、虾皮、芝麻等。动物肝脏、动物血、鱼类、油菜、菠菜、豆类等则是铁的良好来源。

脂肪摄入也是产后妈妈关心的点，产后不能一点都不摄入脂肪，必需脂肪酸有助于宝宝的大脑发育。但脂肪摄入不能过量。产后过量摄入脂肪不但对妈妈的体重管理不利，而且乳汁中脂肪含量过高将造成宝宝腹泻。

最后，产后妈妈们需要多吃水果、蔬菜和藻类。新鲜的水果、蔬菜含有丰富的维生素、矿物质、膳食纤维等，而藻类则能提供适量的碘，这些都是妈妈们产后所必需的营养素。

88 提到产后补钙的问题，骨头含钙高，为什么没有推荐传统骨头汤？

汤汤水水补营养是每一位产后妈妈都会经历的，而家中的老人们也经常会炖些骨头汤来给妈妈们补钙。可以说"骨头汤"是一道传统补钙名汤了。但实际上，骨头里面的钙在熬汤的过程中并不会轻易溶解出来，所以单靠喝骨头汤不能达到补钙的目的。有专家建议在烹饪时先将骨头敲碎，并加上少许醋，可以帮助钙从骨头中溶出。另外，需要注意的是，骨髓中含有大量脂肪，因此，熬汤时，需要去掉骨汤中的浮油。此外，可以在汤中加入一些青菜，更有利于营养的均衡吸收。

89 儿童/青少年减重该如何进行？

儿童/青少年体重管理模式不同于成人，在限能量的同时，还要保障他（她）们的正常生长发育。营养治疗为肥胖儿童/青少年首选的一线治疗方式，持续的饮食管理和有效运动是肥胖儿童/青少年的长期管理模式。针对超重/肥胖儿童/青少年，《中国超重/肥胖医学营养治疗指南（2021）》推荐限能量平衡膳食减重干预方案。限能量平衡膳食是指在目标能量摄入基础上每天减少能量摄入 2092.93～4185.85 千焦（500～1000 千卡）〔成年男性为每天 5023.02～5860.19 千焦（1200～1400 千卡），成年女性为每天 4185.85～5023.02 千焦（1000～1200 千卡）〕，或较推荐摄入量减少 1/3 总能量，其中碳水化合物供能占每天总能量的 55%～60%，脂肪供能占每天总能量的 25%～30%。研究发现限能量平衡膳食对超重/肥胖儿童/青少年控制体重有益。对儿童/青少年肥胖者，在保证正常生长所需能量的前提下，减少能量供给，但不建议采用极低能量饮食。

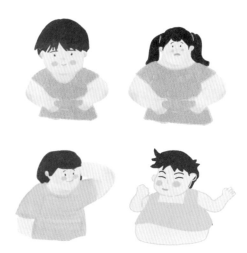

　　《中国超重/肥胖医学营养治疗专家共识（2016 年版）》中极低能量饮食是指通常每天摄入 1674.34～3348.68 千焦（400～800 千卡）热量，且主要来自于蛋白质，而脂肪和碳水化合物摄入受到严格限制，使机体处于饥饿状态。机体处于饥饿状态，因其能引起瘦体重减少、痛风发生风险增加以及电解质平衡紊乱等不良反应，并不作为儿童/青少年减重的推荐。超重/肥胖儿童/青少年维生素 D 缺乏率高，减重过程中，可能需要加倍补充，同时保证充足的膳食钙摄入。对于超重/肥胖儿童/青少年，每天至少 60 分钟中高强度有氧运动，其中每周至少有 3 天高强度有氧运动，每周 2～3 次抗阻运动和骨骼负重运动。

　　此外，以家庭为中心的综合减重方式对于超重/肥胖儿童/青少年在改善健康和社会认知方面具有积极影响。

90 减重成功后如何维持胜利果实?

　　减重成功后，体重的维持非常重要。现实中，相当比例的胖友在减重成功后出现体重反弹。研究表明，减重计划结束后 1 年，大部分胖友会恢复已减掉体重的 1%～35%，4 年后基本恢复到减重前的水平。所以，减重成功后维持住胜利的果实非常重要。

　　很多人都会有疑问，如何防止减重后体重反弹？其实，生活方式和行为干预是维持体重的关键。在维持体重时，应以限制能量饮食为首选方案，包括饮食控制、使用代餐等，做到吃动平衡。当然，与饮食习惯相比，锻炼行为被认为比饮食更复杂，需要花费 1.5 倍的时间才能形成习惯。胖友应选择一种自己喜欢的运动形式，这样才能坚持下来。所以，要维持减重的成功果实，就必须养成良好的饮食行为和锻炼习惯，也就是说健康生活方式是阻止减重成功后体重反弹的"利器"。

附录 A 中国居民平衡膳食宝塔/餐盘（2022）

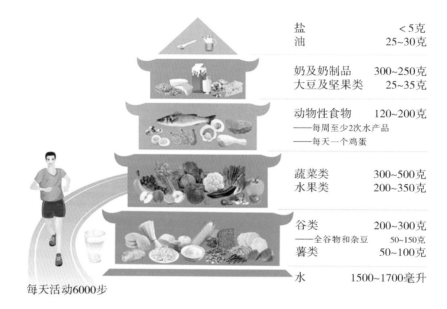

盐	<5克
油	25~30克
奶及奶制品	300~250克
大豆及坚果类	25~35克
动物性食物	120~200克
——每周至少2次水产品	
——每天一个鸡蛋	
蔬菜类	300~500克
水果类	200~350克
谷类	200~300克
——全谷物和杂豆	50~150克
薯类	50~100克
水	1500~1700毫升

每天活动6000步

附图 1 中国居民平衡膳食宝塔（2022）

膳食宝塔用"塔状"表示食物类别和多少，描述并量化了膳食模式。宝塔旁边的每类食物的标注量，即 6697.36~10046.04 千焦（1600~2400 千卡）膳食在一日三餐的平均结构用量。这样的模式最大程度地满足能量和营养素的需要量。

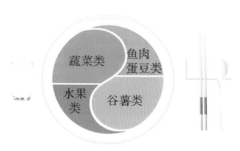

附图 2 中国居民平衡膳食餐盘（2022）

附录 B　中国孕期妇女平衡膳食宝塔

依据《中国居民膳食指南（2022）》绘制

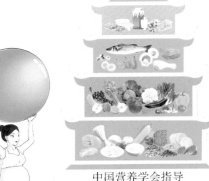

	孕中期	孕晚期
加碘食盐	5克	5克
油	25克	25克
奶类	300~500克	300~500克
大豆/坚果	20克/10克	20克/10克
鱼禽蛋肉类	150~200克	175~225克
瘦畜禽肉	50~75克	50~75克
	每周1~2次动物血或肝脏	
鱼虾类	50~75克	75~100克
蛋类	50克	50克
蔬菜类	400~500克	400~500克
	每周至少一次海藻类	
水果类	200~300克	200~350克
谷类	200~250克	225~275克
——全谷物和杂豆	75~100克	75~125克
薯类	75克	75克
	每天必须至少摄取含130克碳水化合物的食物	
水	1700毫升	1700毫升

中国营养学会指导
中国营养学会妇幼营养分会编制

孕早期食物量同备孕期（见备孕妇女平衡膳食报答）

- 叶酸补充剂0.4毫克/天
- 贫血严重者在医生指导下补充铁剂
- 适度运动，经常户外活动
- 每周测量体重，维持孕期适宜增重
- 愉悦心情，充足睡眠
- 饮洁净水，少喝含糖饮料
- 准备母乳喂养
- 不吸烟，远离二手烟
- 不饮酒

附录 C 常见食物的血糖指数

附表 1 常见食物的血糖指数（GI）

食物名称	GI	食物名称	GI	食物名称	GI
糖类食物					
葡萄糖	100.0	绵白糖	83.8	蔗糖	65.0
方糖	65.0	果糖	23.0	乳糖	46.0
麦芽糖	105.0	蜂蜜	73.0	木糖醇	17.2
低聚异麦芽糖醇	34.7	胶质软糖	80.0	巧克力	49.0
MM巧克力	32.0	巧克力，添加糖	34.0	巧克力，人工甜味剂	24.0
谷类及制品					
小麦（整粒，煮）	41.0	大麦（整粒，煮）	25.0	黑麦（整粒，煮）	34.0
玉米（甜，煮）	55.0	粗麦粉	55.0	大麦粉	66.0
面条（小麦粉，煮）	81.6	面条（强化蛋白质，煮）	27.0	全麦粉细面条	37.0
意式细面条	41.0	硬质小麦粉面条（煮）	55.0	实心细线面条	35.0
管状粗通心面	45.0	扁粗小麦粉面条	46.0	荞麦面条	59.3
富强粉馒头	88.1	荞麦面馒头	66.7	荞麦（黄）	54.0
烙饼	79.6	油条	74.9	大米饭	83.2
高直链淀粉粘米饭	50.0	低直链淀粉粘米饭	88.0	糙米饭	70.0
黑米饭	55.0	速食米饭	87.0	糯米饭	87.0
小米（煮饭）	71.0	半熟大米	47.0	即食大米	91.0
普通大米粥	69.4	大米糯米粥	65.3	黑米粥	42.3
玉米面（粗粉，煮粥）	68.0	玉米面粥（粗粉）	50.9	玉米糁粥	51.8
小米粥	61.5	麦片粥	61.0	稻麸（米胚）	19.0
米饼	82.0	全麸麦片	42.0	膨化小麦麦片	74.0
裸麦麦片	34.0	燕麦片	55.0	燕麦胚	55.0
玉米片（市售）	78.5	玉米片（高纤维，市售）	74.0	玉米薄片	84.0
薏苡仁	40.5				
薯类、淀粉及制品					
马铃薯	62.0	马铃薯（煮）	66.4	马铃薯（烤）	60.0

续表1

食物名称	GI	食物名称	GI	食物名称	GI
马铃薯（蒸）	65.0	马铃薯（微波炉烤）	82.0	马铃薯（烧烤，无油）	85.0
马铃薯泥	73.0	马铃薯粉条	13.6	马铃薯片（油炸）	60.3
甜土豆	54.0			甘薯（山芋）	54.0
炸薯条	60.0	藕粉	32.6	苕粉	34.5
山药	51.0	葛粉	66	豌豆粉丝汤	31.6
细粉条	35.0				
豆类及制品					
黄豆（浸泡，煮）	18.0	黄豆（罐头）	14.0	黄豆面挂面（加面粉）	66.6
豆腐（炖）	31.9	豆腐（冻）	22.3	豆腐干	23.7
绿豆	27.2	绿豆挂面	33.4	五香蚕豆	16.9
扁豆	38.0	小扁豆	29.0	小扁豆（红）	26.0
小扁豆（绿）	30.0	小扁豆（绿，罐头）	52.0	小扁豆汤（罐头）	44.0
利马豆（棉豆）	31.0	利马豆（加5克蔗糖）	30.0	利马豆（加10克蔗糖）	31.0
鹰嘴豆	33.0	鹰嘴豆（罐头）	42.0	咖喱鹰嘴豆（罐头）	41.0
青刀豆	39.0	青刀豆（罐头）	45.0	黑豆	42.0
罗马诺豆	46.0	黑豆汤	64.0	四季豆	27.0
四季豆（高压处理）	34.0	四季豆（罐头）	52.0	烤豆	48.0
蔬菜类					
甜菜	64.0	胡萝卜	71.0	南瓜	75.0
麝香瓜	65.0	山药	51.0	雪魔芋	17.0
芋头（蒸）	47.7	朝鲜蓟	<15.0	芦笋	<15.0
绿菜花	<15.0	菜花	<15.0	芹菜	<15.0
黄瓜	<15.0	茄子	<15.0	鲜青豆	<15.0
莴笋（各种类型）	<15.0	生菜	<15.0	青椒	<15.0
西红柿	<15.0	菠菜	<15.0	洋葱	12.9
莲藕（鲜）	48.6	百合干	19.2		
水果类及制品					
苹果	36.0	美国苹果	40.0	梨	36.0
桃	28.0	桃（罐头，含果汁）	30.0	桃（罐头，含糖浓度低）	52.0
桃（罐头，含糖浓度高）	58.0	杏干	31.0	杏（罐头，含淡味果汁）	64.0
李子	24.0	樱桃	22.0	葡萄	43.0
葡萄干	64.0	无核小葡萄	56.0	猕猴桃	52.0

食物名称	GI	食物名称	GI	食物名称	GI
柑橘	43.0	柚	25.0	巴婆果	58.0
菠萝	66.0	芒果	55.0	芭蕉	53.0
香蕉	52.0	香蕉（生）	30.0	西瓜	72.0
乳及乳制品					
牛奶	27.6	牛奶（加糖及巧克力）	34.0	牛奶（甜味剂及巧克力）	24.0
全脂牛奶	27.0	脱脂牛奶	32.0	低脂奶粉	11.9
降糖奶粉	26.0	老年奶粉	40.8	克糖奶粉	47.6
酸奶（加糖）	48.0	酸乳酪（普通）	36.0	酸乳酪（低脂）	33.0
酸乳酪（低脂、甜味剂）	14.0	豆奶	19.0		
方便食品					
即食大米（热水泡1分钟）	46.0	即食大米（煮6分钟）	87.0	小麦片	69.0
桂格燕麦片	83.0	荞麦方便面	53.2	即食羹	69.4
营养饼	65.7	全麦维（家乐氏）	42.0	可可米（家乐氏）	77.0
卜卜米（家乐氏）	88.0	比萨饼（含乳酪）	60.0	汉堡包	61.0
白面包	87.9	面包（全麦粉）	69.0	面包（粗面粉）	64.0
面包（黑麦粉）	65.0	面包（高纤维小麦粉）	68.0	面包（去面筋小麦粉）	70.0
面包（小麦粉含水果干）	47.0	面包（50%～80%碎小麦粒）	52.0	面包（75%～80%大麦粒）	34.0
面包（50%大麦粒）	46.0	面包（>80%大麦粉）	66.0	面包（黑麦粒）	50.0
面包（45%～50%燕麦麸）	47.0	面包（80%燕麦粒）	65.0	面包（混合谷物）	45.0
新月形面包	67.0	棍子面包	90.0	亚麻籽裸麦面包	55.0
高直链淀粉大米面包	59.0	低直链淀粉大米面包	88.0	黑米面包	55.0
夹心面包	74.0	燕麦粗粉饼干	55.0	油酥脆饼干	64.0
高纤维黑麦薄脆饼干	65.0	竹芋粉饼干	66.0	小麦饼干	70.0
苏打饼干	72.0	格雷厄母华夫饼干	74.0	华夫饼干	76.0
香草华夫饼干	77.0	膨化薄脆饼干	81.0	松饼	62.0
达能闲趣饼干	47.1	达能牛奶香脆	39.3	达能阳光饼干	46.0
巧克力架	49.0	重糖重油蛋糕	54.0	蛋糕	60.0
酥皮糕点	59.0	爆玉米花	55.0	爆米花	88.0
牛奶蛋糊（奶淀粉糖）	43.0	黑五类粉	57.9		
饮料类					
苹果汁	41.0	水蜜桃汁	32.7	巴梨汁（罐头）	44.0
菠萝汁（不加糖）	46.0	柚子汁（不加糖）	48.0	橘汁	52.0

续表3

食物名称	GI	食物名称	GI	食物名称	GI
葡萄汁	48.0	可乐饮料	40.3	芬达软饮料	68.0
芬达	34.0	冰激凌	61.0	冰激凌（低脂）	50.0
可乐—软饮料	53.0	软饮/苏打饮料	63.0	朗姆酒	55.0
混合膳食及其他					
馒头＋芹菜炒鸡蛋	48.6	馒头＋酱牛肉	49.4	馒头＋黄油	68.0
饼＋鸡蛋炒木耳	48.4	三鲜饺子	28.0	芹菜猪肉包子	39.1
硬质小麦粉肉馅馄饨	39.0	牛肉面	88.6	米饭＋鱼	37.0
米饭＋芹菜炒猪肉	57.1	米饭＋炒蒜苗	57.9	米饭＋蒜苗炒鸡蛋	68.0
米饭＋红烧猪肉	73.3	玉米粉＋人造黄油（煮）	69.0	猪肉炖粉条	16.7
西红柿汤	38.0	玉米面＋面粉窝头	64.9	枣	103.0
花生	14.0	腰果	7.0	莲子	30.0
板栗（鲜）	53.0				

附录 D 不同食物的嘌呤含量

附表 2 嘌呤含量高的食物

（每 100 克食物嘌呤含量为 150～1000 毫克）

类别	品种
内脏	牛肝、牛肾、猪肝、猪小肠、胰脏、脑
水产类	凤尾鱼、沙丁鱼、白带鱼、白鲳鱼、鲭鱼、鲢鱼、小鱼干、牡蛎、蛤蜊
肉汤	各种肉、禽制的浓汤和清汤

附表 3 嘌呤含量较高的食物

（每 100 克食物嘌呤含量为 50～150 毫克）

类别	品种
肉类	猪肉、牛肉、羊肉、兔肉、火腿、牛舌、鹿肉
禽类	火鸡、鸡、鸭、鹅、鸽、鹌鹑
水产类	鲤鱼、鳕鱼、大比目鱼、鲈鱼、草鱼、鳗鱼、鳝鱼、金枪鱼、小虾、鱼卵、龙虾、乌贼、蟹
干豆类及其制品	扁豆、豌豆、黄豆、黑豆、赤豆、青豆、四季豆、豆腐干、豆腐
谷类	麦麸、米糠、麦胚
蔬菜类	芦笋、菠菜、蘑菇

附表 4 嘌呤含量较少的食物

（每 100 克食物嘌呤含量＜50 毫克）

类别	品种
谷类	大米、玉米、米粉、大麦、小麦、荞麦、富强粉、玉米、面粉、面包、面条、蛋糕、饼干、通心粉、馒头、芋头、白薯

续表

类别	品种
蔬菜类	白菜、卷心菜、芥菜、芹菜、青菜、空心菜、芥蓝、胡萝卜、黄瓜、茄子、莴苣、南瓜、倭瓜、西葫芦、番茄、甘蓝、萝卜、厚皮菜、芜青甘蓝、泡菜、咸菜、洋葱、葱、姜、蒜头
水果类	橘、梨、橙、苹果、桃、西瓜、香蕉、哈密瓜等各种水果
干果类	花生、核桃、杏仁、葡萄糖干、栗子、瓜子
乳类	鲜奶、炼乳、奶酪、酸奶、奶粉、适量奶油、冰激凌
蛋类	鸡蛋、鸭蛋等
其他	海参、海蜇皮、海藻、猪血、猪皮、木耳、枸杞子、红枣、蜂蜜、茶、咖啡、可可、巧克力等，各类油脂、花生酱、果酱、洋菜冻、糖及糖果等

附录 E　食物交换份应用

将含蛋白质、脂肪、碳水化合物及能量相似的食物归为一类，每类食物的营养价值基本相等，同一类中的食物可以互相交换而不影响营养素的摄入量，用这种方法进行食物交换就称为等值交换份。

食品交换份表在实际工作中具有方便、快捷、准确、实用的优点。将常用食物分为四大类（八小类），每份食物提供的热量都为 376.73 千焦（90 千卡）。"食品交换份"最大的一个优点是同类食物或营养素含量近似的食物间可以相互交换。同类食物如各种不同的主食之间、各种蔬菜之间、各种水果之间、各种肉类之间、各种豆类制品之间、油脂和各类硬果类食物之间可以互换。不同类食物，如果营养素含量相似的食物间也可互换，但这种情况稍微复杂，常见情况如下：半两（25 克）主食和 200 克苹果可等值互换；1 两（50 克）瘦肉和 100 克豆腐等值互换；半两（25 克）燕麦片和 200 克橘子等值互换；20 粒花生米与 10 克油或 50 克瘦肉可以等值互换；500 克蔬菜与 200 克苹果可以等值互换。

食物煮熟后其重量会发生很大变化，一般用的重量都是指生重，但在实际生活中，很多时候人们称量的是熟重，因此，应该对生熟重量互换关系心中有数。以下列出 3 种食物生熟重量互换关系：1 两大米，生重 50 克，熟重（米饭）130 克；1 两面粉，生重 50 克，熟重（馒头）75 克；1 两肉食，生重 50 克，熟重 35 克。

附表 5　常用四大类（八小类）食物

组别	类别	每份重量/克	能量/千焦（千卡）	蛋白质/克	脂肪/克	碳水化合物/克	主要营养素
谷薯组	1. 谷薯类	25	376.73（90）	2.0	—	20.0	碳水化合物、膳食纤维
蔬果组	2. 蔬菜类	500	376.73（90）	5.0	—	17.0	无机盐、维生素、膳食纤维
	3. 水果类	200	376.73（90）	1.0	—	21.0	

组别	类别	每份重量/克	能量/千焦（千卡）	蛋白质/克	脂肪/克	碳水化合物/克	主要营养素
肉蛋组	4. 大豆类	25	376.73（90）	9.0	4.0	4.0	蛋白质、脂肪
	5. 奶制品	160	376.73（90）	5.0	5.0	6.0	
	6. 肉蛋类	50	376.73（90）	9.0	6.0	—	
油脂组	7. 坚果类	15	376.73（90）	4.0	7.0	2.0	脂肪
	8. 油脂类	10	376.73（90）	—	10.0		

注：食品交换份将食物分成四大类（细分为八小类），每份食物所含能量大致相仿，约376.73 千焦（90 千卡），同类食物可以任意互换。

附表 6　食物交换份

食品	重量/克	食品	重量/克
谷薯类〔每份提供能量 376.73 千焦（90 千卡），碳水化合物 20 克，蛋白质 2 克〕			
大米、小米、糯米、薏苡仁、高粱米、玉米渣	25	绿豆、红豆、芸豆、干豌豆	25
面粉、米粉、玉米面	25	通心粉、干粉条、干莲子	25
荞麦面、苦荞麦混合面	25	油条、油饼、苏打饼干	25
燕麦片、莜麦面、各种挂面	25	生面条、魔芋生面条	35
烧饼、烙饼、馒头、咸面包、窝窝头	35	鲜玉米（1 整个带棒心）	200
马铃薯（带皮）、红薯、芋头	100	湿粉皮	150
蔬菜类〔每份提供能量 376.73 千焦（90 千卡），碳水化合物 17 克，蛋白质 5 克〕			
大白菜、圆白菜、菠菜、油菜	500	芥蓝菜、空心菜、苋菜、龙须菜	500
韭菜、茴香、茼蒿、鸡毛菜	500	芹菜、莴苣笋、油菜薹	500
西葫芦、西红柿、冬瓜、苦瓜	500	豆芽、鲜蘑、水发海带	500
黄瓜、茄子、丝瓜、莴笋	500	白萝卜、青椒、茭白、冬笋、南瓜、花菜	400
鲜豇豆、扁豆、四季豆	250	芋头、慈菇	100
胡萝卜、蒜苗、洋葱	200	毛豆、鲜豌豆	70
山药、荸荠、凉薯、藕	150	鲜百合、茨菰	100

食品	重量/克	食品	重量/克
肉类〔每份提供能量 376.73 千焦（90 千卡），蛋白质 9 克，脂肪 6 克〕			
熟火腿、瘦香肠、肉松	20	鸡蛋、鸭蛋、松花蛋（1 枚，带壳）	60
肥瘦猪肉	25	鹌鹑蛋（6 枚，带壳）	60
熟叉烧肉（无糖）、午餐肉	35	鸡蛋清	150
熟酱牛肉、酱鸭、肉肠	35	带鱼、鲤鱼、甲鱼、比目鱼、鲫鱼（带骨）	80
瘦猪、牛、羊肉，鸡、鸭、鹅肉	50	鳝鱼、大黄鱼、鲜贝、对虾（带皮/骨）	80
带骨排骨	70	河蚌、蚬子	200
兔肉、蟹肉、水浸鱿鱼	100	水发海参	350
大豆类及制品〔每份提供能量 376.73 千焦（90 千卡），碳水化合物 4 克，蛋白质 9 克，脂肪 4 克〕			
腐竹	20	豆腐丝、豆腐干	50
大豆粉/豆浆粉、干黄豆	25	油豆腐	30
南/嫩豆腐	150	北豆腐	100
豆浆（黄豆重量 1 份加水重量 8 份磨浆）	400		
乳类及制品〔每份提供能量 376.73 千焦（90 千卡），碳水化合物 6 克，蛋白质 5 克，脂肪 5 克〕			
全脂奶粉	20	无糖酸奶	130
脱脂奶粉、乳酪	25	牛奶、羊奶	160
水果〔每份提供能量 376.73 千焦（90 千卡），碳水化合物 21 克，蛋白质 1 克〕			
西瓜（带皮）	500	猕猴桃、李子、樱桃（带核）	200
草莓、杨桃	300	橘子、橙子、苹果、桃（带皮/核）	200
鸭梨、杏、柠檬（带皮/核）	250	葡萄、菠萝、梨（带核）	200
柚子、枇杷（带皮/核）	225	香蕉、柿、鲜荔枝（带皮/核）	150
油脂〔每份提供能量 376.73 千焦（90 千卡），脂肪 10 克〕			
花生油、香油、玉米油、菜籽油（1 汤匙）	10	猪油、牛油、羊油、黄油	10

食品	重量/克	食品	重量/克
豆油、红花油	10	葵花子（带壳）	25
核桃仁、杏仁、芝麻酱、松子、花生米	15	西瓜子（带壳）	40

附录 F 不同类型食谱

附表 7 高蛋白饮食减重食谱举例（一）

时段	参考食谱
早餐 （7：00—9：00）	分离乳清蛋白粉 20 克；水溶性膳食纤维 12 克；温水合计 300 毫升 煮鸡蛋 1 个 蒸红薯 100 克
上午加餐 （10：00—11：00）	小黄瓜/小番茄等 100 克
午餐 （11：30—13：00）	拌菠菜（菠菜 150 克） 木耳肉丝（木耳 100 克，猪瘦肉 100 克） 米饭（大米 25 克＋黑米 25 克）
下午加餐 （15：00—16：00）	分离乳清蛋白粉 10 克；温水合计 150 毫升
晚餐 （17：30—19：00）	白灼生菜（生菜 200 克） 豆腐海带汤（海带 50 克，北豆腐 100 克） 蒸玉米（黄玉米带棒芯 200 克）
晚加餐 （20：00）	无糖酸奶 100 毫升
全天总能量 4604.44 千焦（1100 千卡），全天烹调油 15 克，盐不超过 5 克	

注：食物重量均为可食部生重；每天食用盐不超过 5 克；全天饮水量约 2000 毫升。

附表 8 高蛋白饮食减重食谱举例（二）

时段	参考食谱
早餐 （7：00—9：00）	分离乳清蛋白粉 20 克；水溶性膳食纤维 12 克；温水合计 300 毫升 煮鸡蛋 1 个 蒸玉米（黄玉米带棒芯 200 克）
上午加餐 （10：00—11：00）	桃子等 100 克
午餐 （11：30—13：00）	蒜泥红苋菜（红苋菜 150 克） 番茄炒牛肉（番茄 100 克，牛肉 100 克） 米饭（大米 25 克＋红豆 25 克）
下午加餐 （15：00—16：00）	分离乳清蛋白粉 20 克；温水合计 300 毫升
晚餐 （17：30—19：00）	油菜炒香菇（油菜 100 克，香菇 50 克） 冬瓜虾仁汤（冬瓜 100 克，虾仁 80 克） 米饭（大米 25 克＋小米 25 克）
晚加餐 （20：00）	无糖酸奶 100 毫升
全天总能量 5441.61 千焦（1300 千卡），全天烹调油 15 克，盐不超过 5 克	

注：食物重量均为可食部生重；全天饮水量约 2000 毫升。

附表 9 轻断食日食谱举例（女性）

时段	参考食谱
早餐	燕麦粥（燕麦片 25 克） 脱脂牛奶 250 毫升
午餐	草莓 200 克，鸡蛋 1 个
晚餐	杂粮粥（糙米 10 克，小米 10 克，赤小豆 5 克） 西芹虾仁（西芹 250 克，虾仁 100 克，植物油 2 克）
全天总能量 2092.93 千焦（500 千卡）	

注：以上食物重量均为可食部生重。

附表 10　轻断食日食谱举例（男性）

时段	食谱举例
早餐	玉米棒（带芯 200 克） 无糖酸奶 150 克
午餐	橙 200 克，鸡蛋 1 个
晚餐	煮土豆（土豆 100 克） 黄瓜拌香干（黄瓜 300 克，香干 65 克，植物油 3 克）
全天总能量 2511.51 千焦（600 千卡）	

注：以上食物重量均为可食部生重。

附表 11　非断食日/限能量平衡饮食食谱举例（一）

时段	食谱举例
早餐	燕麦粥 1 碗（燕麦 35 克） 白煮蛋 1 个（鸡蛋 50 克） 牛奶 1 杯（250 克） 拌生菜（生菜 100 克）
午餐	米饭（大米 50 克＋小米 25 克） 红烧豆腐（豆腐 100 克） 清炒西蓝花（西蓝花 200 克） 紫菜蛋汤（紫菜 2 克，鸡蛋 10 克）
加餐	苹果（200 克）
晚餐	米饭（大米 50 克） 清蒸鲈鱼（鲈鱼 100 克） 香菇油菜（香菇 10 克，油菜 200 克）
全天总能量 5023.02 千焦（1200 千卡），全天烹调油 10 克，盐不超过 5 克	

注：以上食物重量均为可食部生重。

附表 12 非断食日/限能量平衡饮食食谱举例（二）

时段	食谱举例
早餐	杂粮粥（大米 10 克，小米 15 克，赤豆 15 克） 卤牛肉（牛肉 50 克） 凉拌黄瓜（黄瓜 100 克） 酸奶 150 克
加餐	香蕉 175 克
午餐	红薯饭（大米 40 克，红薯 100 克） 青菜烧肉（青菜 150 克，猪肉末 50 克） 海带豆腐汤（海带结 20 克，内酯豆腐 150 克）
加餐	牛奶 200 克
晚餐	鸡丝面（挂面 50 克，鸡胸脯肉 75 克，胡萝卜 100 克，黄瓜 50 克，木耳 10 克） 拌菠菜（菠菜 100 克）
全天总能量 6278.78 千焦（1500 千卡），全天烹调油 15 克，盐不超过 5 克	

注：以上食物重量均为可食部生重。

附表 13 糖尿病食谱举例（一）

时段	参考食谱
早餐 （7：00—9：00）	无糖酸奶 200 毫升 蒸蛋羹（鸡蛋 50 克） 蒸山药（山药 200 克） 白灼生菜（生菜 100 克）
午餐 （11：30—13：00）	杂粮饭（大米 45 克＋黑米 15 克） 莴笋炒肉（莴笋 100 克，猪瘦肉 50 克） 清炒小白菜（小白菜 150 克） 清炒胡萝卜丝（胡萝卜 100 克）
下午加餐 （15：00—16：00）	柑橘 150 克
晚餐 （17：30—19：00）	杂粮饭（大米 45 克＋杂豆 15 克） 番茄虾仁（番茄 100 克，虾仁 75 克） 清炒西蓝花（西蓝花 150 克）
全天总能量 5023.02 千焦（1200 千卡），全天烹调油 20 克，盐不超过 5 克	

注：以上食物重量均为可食部生重。

附录 F

时段	参考食谱
早餐 （7：00—9：00）	牛奶 250 毫升 煮鸡蛋 1 个（鸡蛋 50 克） 杂粮馒头（小麦粉 30 克＋荞麦粉 20 克） 黄瓜 100 克
午餐 （11：30—13：00）	杂粮饭（大米 50 克＋杂豆 25 克） 蒜苗炒肉（蒜苗 100 克＋猪瘦肉 50 克） 清炒莜麦菜（莜麦菜 150 克） 凉拌海带丝（海带 50 克）
下午加餐 （15：00—16：00）	苹果 200 克
晚餐 （17：30—19：00）	杂粮饭（大米 50 克＋小米 25 克） 清蒸草鱼（草鱼 100 克） 冬瓜炒苦瓜（冬瓜 100 克，苦瓜 50 克） 凉拌木耳（木耳 50 克）
全天总能量 5860.19 千焦（1400 千卡），全天烹调油 20 克，盐不超过 5 克	

注：以上食物重量均为可食部生重。

附表 15　糖尿病食谱举例（三）

时段	参考食谱
早餐 （7：00—9：00）	牛奶 250 毫升 杂粮馒头（小麦粉 30 克＋荞麦粉 20 克） 煮鸡蛋 1 个（鸡蛋 50 克） 清炒娃娃菜（娃娃菜 100 克）
上午加餐 （10：00—11：00）	猕猴桃 100 克
午餐 （11：30—13：00）	杂粮饭（大米 60 克＋杂豆 30 克） 青椒牛肉（青椒 100 克，牛肉 50 克） 番茄菠菜汤（番茄 100 克，菠菜 50 克）
下午加餐 （15：00—16：00）	无糖酸奶 200 毫升

续表

时段	参考食谱
晚餐 （17：30—19：00）	杂粮饭（大米 60 克＋黑米 5 克＋荞麦 25 克） 香菇肉片（香菇 100 克，猪瘦肉 50 克） 炒芹菜（芹菜 150 克）
全天总能量 6697.36 千焦（1600 千卡），全天烹调油 20 克，盐不超过 5 克	

注：以上食物重量均为可食部生重。

附表 16　糖尿病食谱举例（四）

时段	参考食谱
早餐 （7：00—9：00）	虾皮素菜包子（虾皮 2 克，油菜 50 克，豆干 10 克，面皮湿重 35 克） 燕麦牛奶 250 毫升 蒸蛋羹 100 克 青豆炒丝瓜（丝瓜 100 克，青豆 25 克）
上午加餐 （10：00—11：00）	蓝莓 100 克
午餐 （11：30—13：00）	杂粮饭（大米 50 克＋黑米 20 克） 焖酥鱼（鲫鱼带骨 200 克。可连骨食用） 肉丝炒空心菜（猪腿肉 25 克，空心菜 200 克） 紫菜蛋汤（紫菜 20 克，鸡蛋 20 克）
下午加餐 （15：00—16：00）	胡萝卜 50 克 煮花生 30 克 毛豆（带壳）30 克
晚餐 （17：30—19：00）	杂粮饭（大米 50 克＋杂豆 25 克） 清炒虾仁西蓝花（鲜虾仁 120 克，西蓝花 150 克） 金针菇拌菠菜（金针菇 50 克，菠菜 100 克）
晚加餐 （20：00）	无糖酸奶 200 毫升
全天总能量 7534.53 千焦（1800 千克），全天烹调油 25 克，盐不超过 5 克	

注：以上食物重量均为可食部生重。

时段	参考食谱
早餐 （7：00—9：00）	炝锅面（白菜丝 150 克，瘦肉丝 30 克，橄榄油少许，荞麦面条湿重 75 克，鸡蛋 1 个） 拌莴笋叶（莴笋叶 50 克）
上午加餐 （10：00—11：00）	无糖酸奶 200 毫升
午餐 （11：30—13：00）	杂粮饭（大米 50 克＋杂豆 25 克） 家常黄鱼（黄鱼带骨约 150 克，肥瘦肉 25 克，魔芋块 50 克） 烩鲜蔬（骨汤，生菜、莴笋、黄瓜、豆皮各 50 克）
下午加餐 （15：00—16：00）	开心果带壳 40 克 煮山楂梨水（山楂 1 个，梨半个，煮好后要把梨肉也吃掉）
晚餐 （17：30—19：00）	杂粮饭（大米 50 克＋小米 25 克） 红烧羊腿肉（羊腿肉 100 克，不能用各种酱，红烧上色靠老抽，调味则要靠五香粉、料酒、葱姜蒜） 三丝豆芽（豆芽菜 200 克，木耳 30 克，青红椒丝各 25 克）
晚加餐 （20：00）	脱脂牛奶 250 毫升 燕麦片 25 克（用 100 毫升开水泡软，加上温好的牛奶）
全天总能量 8371.7 千焦（2000 千卡），全天烹调油 30 克，盐不超过 5 克	

注：以上食物重量均为可食部生重。